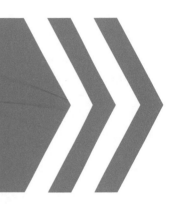

中国医学临床百家·病例精解

中国医科大学附属第一医院

眼科疾病 病例精解

主编 宁 宏

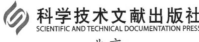

科学技术文献出版社
SCIENTIFIC AND TECHNICAL DOCUMENTATION PRESS
·北京·

图书在版编目（CIP）数据

中国医科大学附属第一医院眼科疾病病例精解/宁宏主编．—北京：科学技术文献出版社，2019.9（2020.11重印）

ISBN 978-7-5189-5968-6

Ⅰ．①中…　Ⅱ．①宁…　Ⅲ．①眼病—病案　Ⅳ．①R77

中国版本图书馆 CIP 数据核字（2019）第 183198 号

中国医科大学附属第一医院眼科疾病病例精解

策划编辑：王梦莹　　责任编辑：李　丹　王梦莹　　责任校对：文　浩　　责任出版：张志平

出　版　者	科学技术文献出版社
地　　　址	北京市复兴路 15 号　邮编 100038
编　务　部	（010）58882938，58882087（传真）
发　行　部	（010）58882868，58882870（传真）
邮　购　部	（010）58882873
官方网址	www.stdp.com.cn
发　行　者	科学技术文献出版社发行　全国各地新华书店经销
印　刷　者	北京虎彩文化传播有限公司
版　　　次	2019 年 9 月第 1 版　2020 年 11 月第 2 次印刷
开　　　本	787×1092　1/16
字　　　数	116 千
印　　　张	10.25
书　　　号	ISBN 978-7-5189-5968-6
定　　　价	78.00 元

《中国医科大学附属第一医院眼科疾病病例精解》

编 委 会

主 编 简 介

宁宏，主任医师、教授、博士研究生导师。现任中国医科大学附属第一医院眼科副主任（主持工作）。中华医学会眼科学分会眼免疫学组委员，中国医师协会眼科学分会眼免疫学组委员，中华医学会辽宁省眼科学分会副主委，白内障学组副组长，中国医师协会辽宁省眼科学分会副会 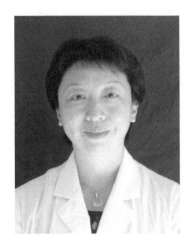 长，生命科学学会辽宁省眼科学分会副会长。

从事眼科临床科研教学工作30余年，坚持科学严谨的工作作风，始终瞄准国际前沿，潜心进行白内障和眼免疫疾病的基础和临床研究，取得了多项研究成果，尤其在复杂白内障诊治及高端人工晶体植入方面成绩显著。近年来，先后承担国家及省部级课题8项，国内外杂志发表学术论文20余篇，参与编写学术专著1部。

前　言

　　本书是中国医科大学附属第一医院病例精解系列丛书中的一册。

　　近年来，随着眼科诊疗技术的飞速发展和广泛应用，我们对一些疾病感到"既熟悉又陌生"，尤其是在疾病的机制和特征分析方面常常感到困惑。本书希望通过对临床诊治病例的总结梳理来达到深入浅出认识疾病的目的。在本书中我们虽未对眼科疾病进行系统阐述，但我们以病例分析的形式，结合大量彩图，"一目了然"地揭示疾病本质，体现临床诊疗思路。我相信通过阅文和看图，临床医生会在认识疾病、掌握疾病特点和处理方法上有一定的提高。但在临床上，患者病情各异，治疗方法和药物不断更新，所以在决定治疗方案、手术术式和药物剂量方面，还需根据患者实际情况进行具体分析、个性化治疗。

　　书中内容充分体现了眼科同仁们善于积累、善于总结的优良品格和对技术精益求精、不断进取的治学精神。本书能够顺利成稿，离不开医院领导的鼓励和出版社同志的大力支持；更离不开眼科全体同仁的共同努力和积极参与。在此向他们一并表示感谢。同时，也要感谢他们的家人默默地支持与付出。这里，还要特别感谢德高望重、工作严谨的眼科老前辈、老专家石树敏教授，他亲自审阅了书中全部内容，提出诸多宝贵意见。

　　眼科诊疗技术的发展日新月异，加之编写时间仓促，丛书篇幅有限，错误和疏漏在所难免，尚祈读者见谅，不吝指正。

宁宏

2019 年 7 月于沈阳

目　录

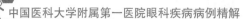
眼外伤

附录

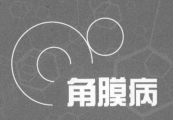

角膜病

001 类风湿相关性双眼复杂角巩膜炎一例

病历摘要

患者，女性，78岁。主诉：右眼红眼痛伴视物不清3月余，左眼红眼痛伴视物不清2个月。患者3月余前无明显诱因出现右眼红、痛伴视物不清，于当地医院就诊诊断为"右眼巩膜炎、角膜溃疡"予激素眼液点眼治疗略好转，后继发眼压升高，于当地医院行睫状体冷凝术治疗眼压仍控制不佳；2个月前出现左眼红眼痛，于当地诊断为"左眼巩膜炎、角膜溃疡"予激素眼液点眼治疗好转不明显，并继发眼压升高，为进一步诊治，2015年12月25日来中国医科大学附属第一医院。患者饮食尚可，因眼痛睡眠欠佳，体型瘦弱，精神体力较差，二便正常。既往风湿20余年，未系统治疗。否认高血压、糖尿病及心脏病史。否认手术史。

眼科检查：

视力：Vod：光感（LP）（＋），光定位不确切；Vos：数指（FC）/30cm，光定位确切。双眼弥漫结膜及巩膜充血，色暗红，球结膜水肿，压痛明显，右眼全周角膜缘变薄鼻侧及颞侧弧形溃疡，深达后部基质，鼻上方深达后弹力层，表面少量坏死组织附着，荧光素染色（＋），角膜基质轻度水肿，前房常深，前房积脓约3mm，虹膜表面纤维素样渗出附着，瞳孔闭锁，固定约3mm，晶体混浊，眼底窥不入；左眼1~5点位及9~10点位角膜缘处弧形溃疡，表面可见黄白色物附着，荧光素染色（＋），余角膜光滑透明，KP＋，前房常深，房闪（－），前房积脓（－），瞳孔正圆，约3mm，光反应（＋），晶体混浊，玻璃体混浊，眼底小瞳孔下窥不清。眼压：R：12mmHg，L：56mmHg。见图1-1A~E。

实验室及影像学检查：

（1）2015年12月25日实验室检查结果：血常规：未见异常，血沉：22mmH$_2$O；风湿相关化验：待回报。角膜溃疡刮片检查未见细菌及真菌。

（2）影像学检查：心电图正常。眼部B超回报：双眼玻璃体内可见点条状及絮状回声，该回声与球壁相连，视网膜回声粗糙，右眼为重（见图1-1C、F）。

诊断：1. 双眼巩膜炎；2. 双眼边缘性角膜炎；3. 双眼白内障；4. 双眼继发青光眼（右眼抗青术后）；5. 双眼葡萄膜炎；6. 风湿

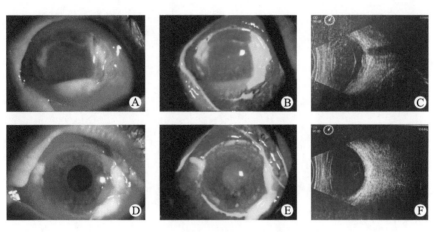

注：A、B：该患右眼前节照片及荧光素染色情况；D、E：该患左眼前节
照片及荧光素染色情况；C、F：该患右眼及左眼 B 超所见。

图 1 - 1 2015 年 12 月 25 日首诊双眼前节照片及双眼 B 超

待除外。

治疗方案： 他克莫司眼液（5ml/5mg）日 6 次点双眼；羧甲基
纤维素钠眼液（5mg/ml）日 4 次点双眼；左氧氟沙星眼液（5ml/
24.4mg）日 2 次点双眼，卡替洛尔滴眼液（5ml/100mg）日 2 次点
左眼；酒石酸溴莫尼定眼液（5ml/10mg）日 2 次点左眼；醋甲唑
胺片 50mg 及碳酸氢钠片 0.5g，日 2 次口服。右眼佩戴角膜绷
带镜。

2015 年 12 月 30 日复诊：

眼部检查： 视力：Vod：LP（ + ），光定位不确切；Vos：FC/
30cm，光定位确切。双眼弥漫结膜及巩膜充血，色暗红，球结膜水
肿，压痛（ + ），右眼颞侧溃疡较前修复，左眼 9 ~ 10 点位角膜溃疡
修复、局部染色（ - ），1 ~ 5 点位角膜缘处弧形溃疡，表面可见少量
坏死物附着，荧光素染色（ + ），余查体同前。眼压：R：18mmHg，
L：16mmHg。

实验室及影像学检查：

（1）2015 年 12 月 30 日实验室检查结果：抗核抗体（ANA）：

笔记

++1∶80，抗 SSA 抗体、抗 SSB 抗体、抗 JO－1 抗体等均阴性，类风湿因子及 C 反应蛋白指标未测定。肝炎、梅毒及艾滋病等传染病检测结果均阴性；结明实验阴性。

（2）影像学检查：胸部 X 线片未见异常。

治疗方案：强的松 25mg 晨起顿服；法莫替丁片 20mg，日 2 次口服；氯化钾片 1g，日 2 次口服钙尔奇 D 1 片，日 1 次口服。停止口服醋甲唑胺及碳酸氢钠；双眼部用药维持原治疗方案。风湿科会诊暂不予系统用药。

2016 年 1 月 4 日复诊：

眼部检查：视力：Vod：LP（＋），光定位不确切；Vos：FC/50cm，光定位确切。眼压：R：9mmHg，L：18mmHg，具体见图 1－2。

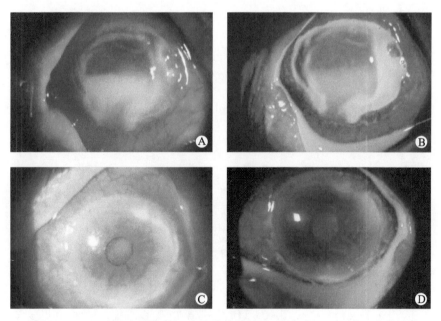

注：A、B：该患右眼前节照片及荧光素染色所见；C、D：该患左眼前节照片及荧光素染色所见。

图 1－2　2016 年 1 月 4 日复诊双眼前节照片

治疗方案：强的松 25mg 晨起顿服。他克莫司眼液日 6 次点右眼，日 4 次点左眼；余治疗方案不变。

2016 年 1 月 25 日复诊：

眼部检查： 视力：Vod：LP（+），光定位不确切；Vos：FC/50cm，光定位确切。眼压：R：16mmHg，L：14mmHg（图 1 – 3）。

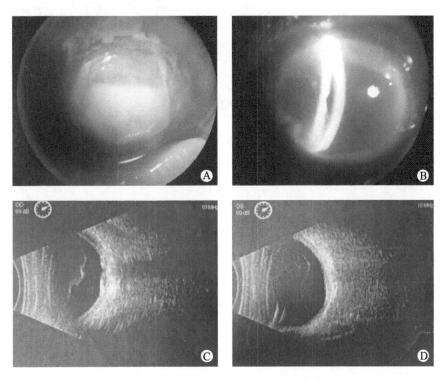

注：A、B：该患右眼及左眼前节照片；C、D：该患右眼及左眼 B 超所见。

图 1 – 3　2016 年 1 月 25 日复诊双眼前节照片及双眼 B 超

治疗方案： 调整强的松 20mg 晨起顿服，加用醋酸泼尼松龙眼液（5ml∶50mg）日 2 次点右眼，日 1 次点左眼。余治疗方案不变。

2016 年 2 月 4 日复诊：

主诉： 双脚痛明显伴水泡生长；

眼部检查： 视力：Vod：LP（+），光定位确切；Vos：FC/50cm，光定位确切。具体见图 1 –4A、B、D、E。

影像学检查： 眼部 B 超提示：玻璃体混浊及视网膜回声粗糙无明显好转（图 1 –4C、F）。

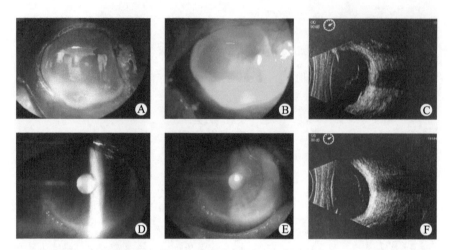

注：A、B：该患右眼前节照片及荧光素染色所见；D、E：该患左眼前节照片及荧光素染色所见；C、F：该患右眼及左眼 B 超所见。

图 1-4　2016 年 2 月 4 日复诊双眼前节照片

治疗方案：强的松 15mg 晨起顿服，每 2 周减 5mg；停用右眼角膜绷带镜。醋酸泼尼松龙眼液日 2 次点右眼，日 1 次点左眼。他克莫司眼液日 4 次点双眼，2 周后减为日 3 次点左眼；停用左氧氟沙星眼液。余治疗同前。再次要求患者到风湿免疫科就诊。

2016 年 3 月 21 日复诊：

主诉：皮肤科会诊治疗后脚痛无缓解。

眼部检查：视力:Vod：LP(+)，光定位确切；眼压：R：11mmHg，L：13mmHg，具体见图 1 -5。

实验室及影像学检查：

（1）实验室检查：血常规未见异常。

（2）影像学检查：眼部 B 超提示：双眼玻璃体混浊及视网膜回声粗糙。

治疗方案：

眼科：醋酸泼尼松龙眼液日 2 次点双眼，他克莫司眼液日 2 次点双眼，羧甲基纤维素钠眼液日 4 次点双眼；卡替洛尔滴眼液日 2

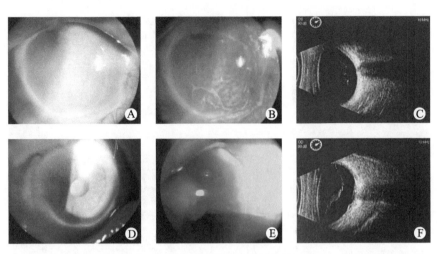

注：A、B：该患右眼前节照片及荧光素染色所见；D、E：该患左眼前节照片及荧光素染色所见；C、F：该患右眼及左眼 B 超所见。

图 1-5　2016 年 3 月 21 日复诊双眼前节照片

次点左眼；强的松 5mg 晨起顿服；法莫替丁片 20mg，日 2 次口服。再次督促患者风湿免疫科会诊系统治疗。

2016 年 4 月 15 日复诊：

眼部检查： 左眼 1~2 点位角膜溃疡修复，局部染色（-），4~5 点位角膜缘处线形溃疡，荧光素染色（+），其余查体同前。眼压：R：11mmHg，L：13mmHg（图 1-6A~C）。

实验室及影像学检查：

（1）实验室检查：血常规未见异常。C 反应蛋白 47.7mg/L，类风湿因子 885IU/ml，免疫球蛋白 IgA 6.88g/L，免疫球蛋白 IgG 19.10g/L，免疫球蛋白 IgM 1.69g/L。

（2）影像学检查：眼部 B 超提示：双眼玻璃体混浊及视网膜回声粗糙，右眼视网膜局部隆起（图 1-6D、E）。

补充诊断： 类风湿性血管炎。

治疗方案：

眼科： 醋酸泼尼松龙眼液日 2 次点双眼，他克莫司眼液日 2 次

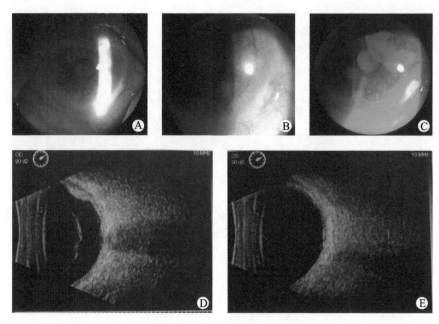

注：A、B、C：该患左眼前节照片及荧光素染色所见；D、E：该患右眼及左眼 B 超所见。

图 1-6　2016 年 4 月 15 日复诊双眼前节照片

点双眼，羧甲基纤维素钠眼液日 4 次点双眼；卡替洛尔滴眼液日 2 次点左眼。

风湿科：强的松 30mg 晨起顿服；沙利度胺 50mg 睡前口服；帕福林 0.6g，日 3 次口服；雷公藤多苷片 20mg，日 3 次口服；法莫替丁片 20mg，日 2 次口服；氯化钾片 1.0g，日 2 次口服；钙尔奇 D 1 片，日 1 次口服。

2016 年 5 月 25 日复诊：

眼部检查：视力：Vod：LP（+），光定位确切；Vos：0.02，光定位确切。双眼结膜及浅层巩膜充血轻微，色浅粉红，球结膜水肿（-），压痛（-），右眼上方睫状体处可见圆形巩膜凹陷瘢痕（图 1-7B），全角膜基质水肿混浊，隐见周边虹膜，前房常深，余眼内结构窥不入；左眼角膜溃疡修复，染色（-），2~7 点位可见角膜缘线状云翳，色素性 KP＋，前房常深，房闪（－），瞳孔正圆，约 3mm，光反应（＋），晶体混浊，玻璃体轻度混浊，眼底小瞳孔下朦胧。眼压：R：18mmHg，L：19mmHg（图 1－7A～F）。

实验室及影像学检查：

（1）实验室检查：血常规提示白细胞升高 11.27g/L，血红蛋白 102g/L，尿常规正常。C 反应蛋白 96mg/L，类风湿因子 76IU/ml，免疫球蛋白 IgA 4.84g/L，免疫球蛋白 IgG 14.80g/L，免疫球蛋白 IgM 1.25g/L。

（2）影像学检查：眼部 B 超提示：双眼玻璃体轻度混浊，左眼视网膜回声未见异常，右眼视网膜回声略显粗糙（图 1－7G、H）。

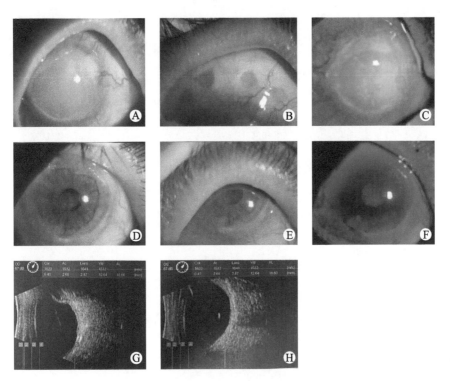

注：A、B、C：该患左眼前节照片及荧光素染色所见；D、E、F：该患右眼及左眼 B 超所见；G、H：右眼及左眼 B 超所见。

图 1－7　2016 年 5 月 25 日复诊双眼前节照片

治疗方案：

眼科：醋酸泼尼松龙眼液日 1 次点双眼，他克莫司眼液日 1 次点双眼，羧甲基纤维素钠眼液日 3 次点双眼；停用卡替洛尔滴眼液。

风湿科：停止口服雷公藤；余口服药物剂量不变。

2016 年 6 月 22 日复诊：

眼部检查：视力：Vod：LP（＋），光定位确切，矫正不应；Vos：0.12，矫正 0.3。双眼结膜及浅层巩膜充血（－），球结膜水肿（－），压痛（－），其余查体同 5 月 25 日。眼压：R：14mmHg，L：15mmHg。

实验室及影像学检查：

（1）实验室检查：2016 年 6 月 6 日，血常规提示白细胞 5.85g/L，血红蛋白 101g/L，尿常规正常。C 反应蛋白 150mg/L，类风湿因子 61.5IU/ml，免疫球蛋白三项均恢复正常（免疫球蛋白 IgA 3.41g/L，免疫球蛋白 IgG 12.80g/L，免疫球蛋白 IgM 0.94g/L），抗链球菌溶血素 O 测定 <25IU/ml。

（2）影像学检查：眼部 B 超提示：双眼玻璃体混浊，双眼视网膜回声未见异常（图 1 - 8A、B）。

治疗方案：

眼科：停用他克莫司眼液点眼。醋酸泼尼松龙眼液日 1 次点双眼，羧甲基纤维素钠眼液（5mg/ml）日 3 次点双眼，维持 2 周后停药。

风湿科：强的松减为 25mg 晨起顿服，余口服药物不变。

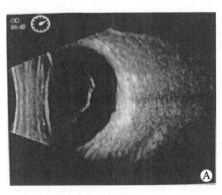
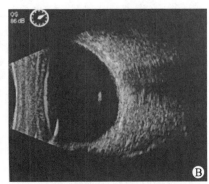

注：A、B：右眼及左眼 B 超所见。右眼视网膜水肿明显消退，隆起(－)，左眼视网膜回声粗糙(－)。

图 1－8　2016 年 6 月 22 日复诊双眼 B 超

病例分析

1. 该患者双眼前部巩膜炎合并边缘性角膜溃疡、葡萄膜炎，曾在外院使用局部激素治疗效果不佳，并且继发青光眼，且双眼病情交替反复、难于控制，这种情况下应该考虑采用其他的免疫抑制剂治疗。眼部免疫抑制剂除激素外，还包括微生物代谢产物类药物，比如环孢霉素，他克莫司。其中他克莫司眼液的免疫抑制作用为环孢素的 10～100 倍。该患者眼部免疫反应性炎症为高峰期，并且已因为局部激素使用而出现了不良并发症，所以要更换作用更强、相对副作用弱的药物，我们采用了他克莫司眼液治疗，可以看到局部高频次应用他克莫司后，角膜溃疡在 10 天时间内（2016 年 1 月 4 日，图 1－2）明显修复，并且眼压控制良好。同时，在角膜溃疡修复后（2016 年 1 月 25 日，图 1－3A 右眼角膜鼻上方新生血管长入）联合局部低频次激素的应用不仅"锦上添花"、消退了前房积脓 1－4A，1－5A，并且没有再次出现无法控制的眼压升高，治疗效果令人满意。

11

2. 该患者"风湿"病史20余年，伴双眼受累的角膜、巩膜炎及葡萄膜炎，首要考虑的病因应为自身免疫疾病，并根据病因给予针对性的系统治疗。但是该患在第一次进行实验室检查时，并未进行对应的实验室检查，所以没有及时地进行系统药物治疗，虽眼科根据葡萄膜炎症给予激素口服，但效果不佳，并因此出现了左眼角膜缘线状溃疡愈合后再次复发（图1-4、图1-5）及双脚疱疹在皮肤科治疗后反而症状加重。在2016年4月15日风湿科进行相关的实验室检查，根据检查结果明确诊断"类风湿性血管炎"并给予系统药物口服治疗后角膜溃疡完全愈合，无反复，双眼葡萄膜炎症也明显好转（图1-7、图1-8）。这证实了系统疾病需"对原发病系统治疗"的必要性。遗憾的是，患者右眼葡萄膜炎症严重、迁延时间较长加之继发青光眼、手术治疗，同时患者年龄大，最终右眼角膜混浊，视功能无法恢复。

3. 类风湿导致边缘性角膜溶解需与蚕蚀性角膜溃疡及魏格纳肉芽肿相鉴别：蚕蚀性角膜溃疡多沿角膜周边部发展，并向角膜中央蔓延，有一个潜掘状的浸润进行缘，并在溃疡进行的同时，基质溃疡面形成浓密的纤维血管膜，前房多安静，无前部葡萄膜炎症，亦无类风湿因子及免疫抗体、免疫球蛋白等血清学检查的异常。而风湿系统疾病导致的角膜溃疡多数呈现为无菌性的角膜缘溃疡、基质溶解，可合并巩膜炎、葡萄膜炎，溃疡表面多呈现贫血貌；多数伴有相关血清学指标的异常。魏格纳肉芽肿可合并巩膜溃疡、坏死，具有典型的鞍鼻体征及合并肾脏或多器官损伤。

病例点评

类风湿相关性角膜巩膜炎是与自身免疫系统相关疾病，治疗较棘手。需尽早地完善系统检查、拟定系统治疗方案的同时联合眼局部药物

笔记

治疗；眼局部需根据炎症的轻重程度选择免疫抑制剂眼液，并注意糖皮质激素眼液的副作用，必要时适时地联合用药，炎症期慎行手术。

参考文献

谢立信．角膜病图谱（第2版）．北京：人民卫生出版社，2017.

（孙昱昭　原喆）

002 环形角膜病变一例

病历摘要

患者，女性，45岁。主诉：左眼视物不清伴眼红、痛2个月。患者2个月前被指甲划伤左眼后出现左眼红、痛，畏光流泪伴视物模糊，于外院就诊诊断为"左眼角膜炎"予多种眼液（包括氧氟沙星、阿昔洛韦、更昔洛韦、普拉洛芬、那他霉素眼液等）点眼治疗无好转，视物模糊逐渐加重，为进一步诊治，2016年8月29日来我院。患者饮食睡眠佳，精神体力可，二便正常。

既往双眼高度近视，否认其他眼部病史。否认高血压、糖尿病、心脏病、风湿及其他系统疾病。否认手术史。

眼科检查：

视力：Vod：1.0（自镜）；Vos：手动/30cm，光定位确切。左眼混合充血（++），角膜中央上皮缺损，横椭圆形，大小约5mm×4mm，对应其下可见环形致密基质浸润灶，表面少量灰白色坏死物附着，后弹力层皱褶（+），KP（+），隐见前房常深，积脓约

0.5mm，余眼内结构窥不清。右眼前节查体未见异常，右眼底小瞳孔下未见异常。icare眼压：R：15mmHg，L：18mmHg。

实验室及影像学检查：

（1）2016年8月29日实验室检查结果：角膜溃疡刮片检查未见细菌及真菌。

（2）影像学检查：左眼前节照像见图2-1A、B。左眼角膜共聚焦扫描显微镜见图2-2。眼部B超回报：双眼玻璃体内可见少量点条状回声，视网膜及眶内组织回声良好。

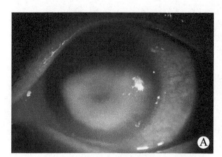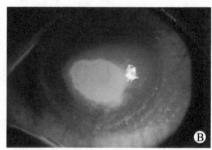

图2-1　2016年8月29日首诊我院双眼前节照片

诊断： 1. 左眼药物毒性角膜病变；2. 双眼屈光不正。

治疗方案： 玻璃酸钠眼液（5mg：5ml）日4次点左眼；重组牛成纤维细胞生长因子凝胶（21000IU：5g）日2次涂左眼；复方托吡卡胺眼液（1ml：托吡卡胺5mg，盐酸去氧肾上腺素5mg）每晚1次点左眼。

2016年9月5日复诊：

眼科检查：

视力：Vod：1.0（自镜）；Vos：手动/30cm，光定位确切。icare眼压：R：17mmHg，L：16mmHg（图2-3A、B）。

2016年9月13日复诊：

视力：Vod：1.0（自镜）；Vos：数指/50cm，光定位确切。

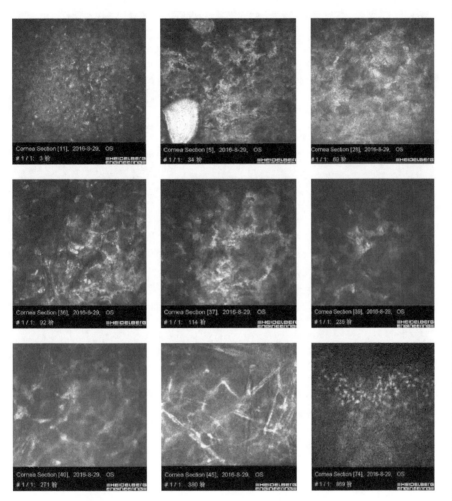

注：角膜病灶区可见片状高反光坏死组织，深达基质层，伴大量炎性细胞浸润，病灶周围上皮细胞水肿，大小不一，细胞间隙增宽，部分胞浆高反光，前部基质层水肿，可见网状及结晶样高反光伴炎性细胞聚集，内皮细胞层显示不清，隐约可见炎性细胞，未见真菌菌丝样结构及阿米巴滋养体、包囊。

图2－2　2016年8月29日左眼共聚焦显微镜结果

icare眼压：R：18mmHg，L：17mmHg（图2－3C、D）。

2016年9月26日复诊：

视力：Vod：1.0（自镜）；Vos：0.15。NCT眼压：R：20mmHg，L：17mmHg（图2－3E、F）。

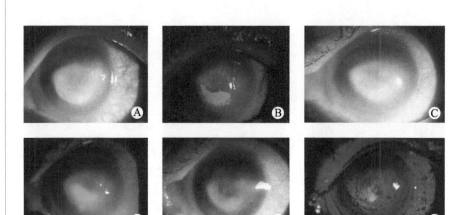

注：A、B：2016 年 9 月 5 日复诊可见左眼混合充血（＋），角膜上皮缺损明显修复，条带状，约 6mm×3mm，基质混浊水肿，后弹力层皱褶（＋）；C、D：局部激素点眼 1 周后，2016 年 9 月 12 日复诊所见：角膜上皮缺损约 4mm×2mm，基质混浊水肿明显减轻；E、F：9 月 26 日角膜上皮缺损仅约 0.5mm，颞上象限基质混浊水肿进一步减轻，瞳孔及前房清晰可见，晶体透明。

图 2-3　2016 年 9 月 5 日、2016 年 9 月 12 日及 2016 年 9 月 26 日
复查左眼前节照片及荧光素染色情况

治疗方案：左眼佩戴角膜绷带镜（每 3 周更换新镜片）。妥布霉素地塞米松眼液（5ml：妥布霉素 15mg 与地塞米松 5mg）日 1 次点左眼，3 日后改为隔日 1 次点左眼维持至 2 周（9 月 26 日）停用；停用复方托吡卡胺眼液。玻璃酸钠眼液与重组牛成纤维细胞生长因子凝胶治疗方案不变。

2016 年 10 月 9 日复诊：

视力：Vod：1.0（自镜）；Vos：0.12。NCT 眼压：R：16mmHg，L：18mmHg。左眼轻度结膜充血，角膜上皮缺损完全修复，中央上皮略显粗糙，基质混浊，伴轻度水肿，鼻下方混浊较明显。余前节查体未见异常（图 2-4A、B）。

治疗方案：更换左眼佩戴角膜绷带镜。氟米龙眼液（5ml：1mg）日 2 次点左眼维持 1 周，日 1 次点左眼维持 1 周后停用；停用重组牛成纤维细胞生长因子凝胶。玻璃酸钠眼液日 4 次点左眼。

2016 年 10 月 17 日复诊：

视力：Vod：1.0（自镜）；Vos：0.15，矫正 0.3。NCT 眼压：R：19mmHg，L：18mmHg。左眼结膜充血（-），角膜上皮光滑完整，染色（-），鼻下方基质混浊减轻。余前节查体未见异常（图 2-4C、D）。

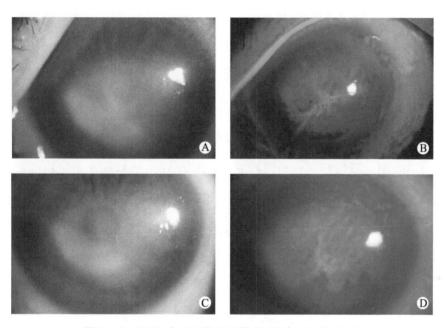

图 2-4　2016 年 10 月 9 日及 2016 年 10 月 17 日
复查左眼前节照片及荧光素染色情况

治疗方案：摘除左眼角膜绷带镜，停止药物治疗。

病例分析

1. 角膜环形浸润表现为角膜旁中心白色环形或半圆形基质浸润，环形中央角膜基质多透明。角膜环形浸润一般分为感染性及非感染性原因，感染性微生物病原体包括阿米巴、单纯疱疹病毒、革兰染色阴性及阳性细菌、真菌等，其形成环形浸润的机理为微生物抗原或毒素与宿主抗体形成免疫复合物沉积在角膜，激活补体，导致周边角膜缘多形核白细胞及单核细胞向中央区移行，当抗原与抗体达到合适比例沉积系数最大时，形成与角膜伤口位置无关的环形浸润。感染所致角膜环形浸润中，阿米巴性角膜炎及真菌性的环形浸润较为常见，且与外伤史相关，故患者被指甲划伤出现"角膜炎"后，在外院治疗的过程中，曾被按照真菌性及阿米巴性角膜炎治疗予以那他霉素治疗，但是无效并导致病情加重；在我院就诊后经病原学实验室检查及角膜共聚焦显微镜检查均未发现病原体，从而排除了感染因素导致的角膜环形浸润的可能。

2. 角膜环形浸润的非感染原因包括局部麻醉药、非甾体抗炎药等的滥用，即药物毒性角膜病变。药物毒性角结膜病变是应用的滴眼液中的药物成分或防腐剂，在不适当滴眼的情况下对角膜和结膜上皮的毒性反应。表现为结膜充血、睑结膜血管模糊不清、滤泡增生、角膜上皮点状缺失或大片缺损、甚至溃疡形成。该患在外伤后出现角膜小面积的上皮缺损，在大量各种抗感染药物及非甾体药物的进一步作用下上皮持续缺损，并释放抗原，引起免疫反应，从而产生了与感染性角膜炎类似的环形浸润。故在明确诊断后，停止所有治伤性药物，仅予无防腐剂的人工泪液及促进角膜溃疡修复的药物治疗，角膜上皮在 1 周内迅速修复（2018 年 9 月 5 日，图 2-3A、B），同时联合散瞳药物的少量应用，前房积脓消退。同时这也证明了药物毒性角膜病变诊断的准确性。

3. 明确诊断并且角膜上皮显著修复后，采用治疗性角膜接触镜进一步促进角膜上皮的修复，同时加入适量抗炎药物来抑制角膜环形病灶内的免疫反应（共聚焦显微镜提示基质内炎性细胞浸润，图 2-2），从而减轻基质混浊程度及视功能的进一步损害。图 2-3C、D 可见局部加用激素眼液 1 周后上皮继续修复，基质混浊水肿明显减轻；图2-3E、F可见激素眼液点眼2周后上皮缺损修复，基质混浊水肿大部分消退。此时角膜基质炎症控制良好，故逐渐降低抗炎药的强度，改为低浓度激素少量点眼，并逐渐停药。遗憾的是，患者来诊前病情较严重，治疗后虽角膜溃疡完全修复，但基质混浊无法完全消退、遗留角膜瘢痕，导致最终最佳矫正视力只能达到0.3。

病例点评

角膜环形浸润是具有典型特征的多种角膜病变的共同体征，其环形病灶的形成与免疫反应相关，但引起免疫反应的病因复杂，需完善实验室及共聚焦等相关检查、明确病因的感染与非感染性质，针对性地治疗。

参考文献

1. 谢立信. 角膜病图谱（第2版）. 北京：人民卫生出版社，2017.
2. 畅颖，孙旭光，王森，等. 以环形浸润为特点的角膜炎二例. 中华眼科杂志，2015，51（3）：218-220.

（孙昱昭 原喆）

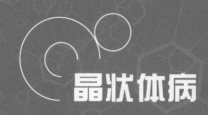

晶状体病

003 葡萄膜炎并发性白内障一例

病历摘要

　　患者，女性，80岁，因"右眼视力逐渐下降半年"，于2011年12月26日来我院就诊。患者曾就诊于外院，诊断为"双眼白内障，双眼陈旧性虹膜睫状体炎"，给予局部滴眼液治疗（具体不详），未见好转。

　　既往史：风湿病3年，左眼失明1年。

　　眼科查体：VOD：0.15，矫不应，VOS：光感（-）。左眼向外

笔记

偏斜约15°。双眼充血（－），角膜明，KP（＋），色素性，前房浅，右眼 PACD 约 1/3CT，左眼 PACD ＜1/4CT，双眼房闪（－），瞳孔呈梅花状，直径约 3mm，虹膜广泛后粘连，晶状体混浊，右眼核呈棕黄色，Ⅳ级（图 3－1A、图 3－1B），左眼核呈棕黑色，Ⅴ级，双眼底窥不清。双眼压：右 18mmHg，左 32mmHg。

辅助检查： F－VEP 示：右眼 P2 潜时 137ms，左眼未见分化波形。UBM 示：双眼前房浅，周边房角窄。房角镜示：右眼鼻侧及下方窄 1，余窄 2；左眼各方向均窄 2。

诊断： 双眼并发性白内障，双眼慢性闭角型青光眼，双眼陈旧性葡萄膜炎，左眼外斜视。

治疗： 2011 年 12 月 27 日局麻下行右眼白内障超声乳化吸出联合人工晶体植入术。

术后第 1 天眼部检查： VOD：0.6，矫不应。右眼结膜充血（＋），上方角膜切口愈合良，角膜明，KP（＋），前房常深，房闪（＋），瞳孔欠圆，直径约 3mm，光反应（＋），人工晶体位正（图 3－1C），散瞳查眼底：视乳头色白界清，C/D＝0.8，豹纹状眼底，周边视网膜部分血管闭塞，散在点状出血，黄斑区可见微血管瘤。双眼压：右 17mmHg，左 21mmHg（用药后）。

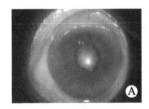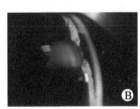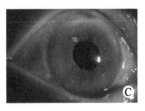

注：A、B：白内障术前；C：白内障术后第 1 天。

图 3－1　眼部检查

术后治疗措施： 羟苯磺酸钙及甲钴胺分散片 1 片/次、3 次/天；妥布霉素地塞米松滴眼液、普拉洛芬滴眼液 4 次/天；复方托吡卡胺滴眼液 2 次/天；每晚涂妥布霉素地塞米松眼膏 1 次/天。

病例分析

  白内障是葡萄膜炎最常见的并发症之一，严重影响葡萄膜炎患者的视力。通常由慢性炎症或长期局部及全身使用糖皮质激素所致。随着手术技术发展及仪器设备的更新，白内障超声乳化吸除联合人工晶体植入术已成为目前治疗葡萄膜炎并发性白内障的主要手术方式。葡萄膜炎并发性白内障手术较单纯老年性白内障手术更具挑战性。因葡萄膜炎患者常合并小瞳孔、虹膜萎缩、虹膜前后粘连、瞳孔区机化膜、角膜带状变性、虹膜血管脆弱，术后反复出现的炎症反应、后囊膜混浊及黄斑水肿等。使得手术操作难度增加，术后视力恢复不理想。本文将从手术时机选择、炎症的控制、人工晶体的选择及术中、术后常见问题及处理等几个方面对葡萄膜炎并发性白内障手术治疗进行分析。

1. 手术时机的选择

  Foster 等曾提出葡萄膜炎并发性白内障的手术指征为：晶状体溶解性葡萄膜炎；白内障影响视力，术前炎症控制且术后视力极有可能提高；患者可能存在眼底病变，白内障影响眼底观察；患者接受后节手术时由于白内障影响手术操作。一般认为对怀疑葡萄膜炎与晶状体蛋白过敏有关的患者，应尽早手术。其他葡萄膜炎并发性白内障手术均应在炎症完全控制后 3 ~ 6 个月进行手术治疗比较安全。对全身疾病伴发葡萄膜炎应注意原发疾病的治疗，必要时应去风湿免疫等相关科室系统治疗。对于 Behcet 病，Vogt – 小柳原田综合征等所致的并发性白内障，葡萄膜炎稳定时间越长越好，最好在无炎症复发达到 1 年或 1 年以上的情况下再手术治疗。很多复发性

笔记

葡萄膜炎发作有一定的规律，应当选择发作间歇期病情最稳定时进行手术。

2. 术前炎症的预防与控制

葡萄膜炎并发白内障的手术风险之大，主要原因在于手术可能会激惹炎症反应复发加重。长期炎症的患者，血房水屏障都有不同程度的破坏，手术本身可以引起炎症反应。葡萄膜炎并发白内障手术最重要的是术前炎症的控制。对于术前炎症控制较好的患者，术前5~7天可以给予糖皮质激素及非甾体抗炎药点眼，适当使用睫状肌麻痹剂。葡萄膜炎完全控制者不一定要全身用药，对炎症较重发作较频繁或全葡萄膜炎的患者，一般术前1周开始使用糖皮质激素，若单纯应用皮质类固醇效力不够，应加用免疫抑制剂。

3. 手术中常见的问题及处理

术中预防炎症反应主要是减少血房水屏障的损害，完全清除晶状体皮质，减少手术器械与虹膜的接触。手术隧道口不要太短，内口要至角膜缘内1.5mm，防止虹膜组织脱出。尽量将人工晶体植入囊袋内，减少其与虹膜睫状体的接触。

虹膜后粘连所导致的小瞳孔是手术中常见的问题。在小瞳孔下行白内障手术时，由于手术视野小，增加了手术中出现虹膜损伤、后囊膜破裂、悬韧带断裂、玻璃体脱出、晶状体坠入玻璃体腔等严重的并发症。常规的处理方法是用黏弹剂使瞳孔开大。一般用黏弹剂针头分离粘连的瞳孔缘，再向虹膜下注入黏弹剂，做360°的虹膜后粘连分离，注意不要损伤晶状体囊膜；如果瞳孔缘有机化膜，可用撕囊镊撕除，再注入黏弹剂扩大瞳孔。还可以使用虹膜拉钩、瞳孔扩张器或瞳孔扩张环等辅助器械扩大瞳孔。对于缺乏相应手术器械及手术经验的地区，多点瞳孔括约肌切开术也不失为一种有效的手术选择。

尽量保证连续环形撕囊，撕囊要居中，撕囊口直径不可以太小，以免术后虹膜后粘连及前囊膜收缩导致撕囊口闭锁。对于硬核尽量在囊袋内进行乳化劈核。选用对角膜内皮保护较好的黏弹剂，如 Viscoat 及 Discovisc 等，减少角膜及虹膜的损伤，尤其应注意小瞳孔下手术对虹膜的保护，并保持前房的稳定。注吸晶状体皮质时，可使用劈核钩牵开虹膜，检查有无皮质残留，应尽可能干净的清除残留的皮质和晶状体源性物质，使其引起炎症反应的可能性降到最低。要尽量彻底吸除晶状体上皮细胞，降低后发障的发生。最后将人工晶状体植入囊袋内。

4. 人工晶体的选择

对于任何类型的葡萄膜炎的患者，都不建议使用前房型人工晶体。肝素表面处理的后房型人工晶体和疏水性丙烯酸酯材料的折叠人工晶体远期生物相容性好，术后炎症反应轻，比较适合葡萄膜炎患者使用。尤其是肝素表面处理的人工晶体，它可以减少炎性细胞在人工晶体表面沉积的数量和程度，即使不能预防或阻止纤维素性葡萄膜炎的进展，细胞与人工晶体的粘连也会受到抑制。对于某些不适合植入人工晶体的患眼不要强行植入。

5. 术后处理

葡萄膜炎并发性白内障手术后可伴有持续性炎症反应、虹膜后粘连、后囊膜混浊及黄斑水肿等并发症。

术后炎症反应会引发一系列的并发症，如炎性细胞及纤维素性渗出，造成虹膜后粘连、瞳孔闭锁、膜闭、继发性青光眼、纤维素性渗出膜收缩，还可造成人工晶状体的偏位、睫状体脱离、黄斑水肿、甚至眼球萎缩失明。通常术后应该常规给予糖皮质激素和非甾体抗炎药点眼，并使用散瞳药（如复方托吡卡胺滴眼液）活动瞳孔。如果炎症不能控制，则可以口服糖皮质激素，对于特殊原因不能全身应用糖皮质激素的患者（如糖尿病、精神系统疾病、激素诱发感染患者等），可使用免疫抑制剂治疗。

虹膜后粘连在葡萄膜炎并发性白内障术后极为常见。局部虹膜后粘连对患者影响不大，但因瞳孔散大困难，影响眼底的观察。广泛或全部虹膜后粘连可能导致人工晶体偏位，瞳孔闭锁，膜闭，诱发急性闭角型青光眼。为预防青光眼发作，可行虹膜激光周切术。对于房角粘连引起的继发性青光眼在药物不能控制的情况下可以选择滤过性手术治疗，必要时可联合抗代谢药物的使用。后发性白内障也是葡萄膜炎并发性白内障术后常见的并发症。轻度后发障不影响视力，对于影响视力的重度后发性白内障可行 Nd：YAG 激光后囊膜切开术。

葡萄膜炎并发性白内障术后并发黄斑水肿严重影响患者视力预后。术后应常规行光学相干断层扫描（OCT）检查，早期发现黄斑水肿并积极治疗。治疗黄斑水肿常用的药物包括糖皮质激素和免疫抑制剂。对于顽固性黄斑水肿，可尝试应用抗 VEGF 药物或地塞米松缓释剂等。

葡萄膜炎并发性白内障术后其他常见并发症包括低眼压、黄斑前膜及感染性眼内炎等，尤其是感染性眼内炎，虽不常见，但由于其引起严重的视力损害，应引起重视，需积极预防及治疗。

病例点评

葡萄膜炎患者白内障手术存在很多困难，手术有一定的特殊性。术前炎症得到有效的控制，术中娴熟的操作技巧，选择合适的

笔记

人工晶体，术后并发症积极预防及治疗，最终才能获得理想的手术效果。

参考文献

1. 刘新书，张美芬．葡萄膜炎并发性白内障手术治疗研究进展．中华眼视光学与视觉科学杂志，2016，18（9）：569-572.

2. Mehta S, Linton M M, Kempen J H. Outcomes of cataract surgery in patients with uveitis: a systematic review and meta-analysis. Am J Ophthalmol, 2014, 158 (4): 676-692.

3. Foster C S, Rashid S. Management of coincident cataract and uveitis. Curr Opin Ophthalmol, 2003, 14: 1-6.

4. Chan N S, Ti S E, Chee S P. Decision-making and management of uveitic cataract. Indian J Ophthalmol, 2017, 65 (12): 1329-1339.

5. Liu X, Zhao C, Xu T, et al. Visual prognosis and associated factors of phacoemulsification and intraocular lens implantation in different uveitis entities in Han Chinese. Ocul Immunol Inflamm, 2017, 25: 349-355.

6. Mora P, Gonzales S, Ghirardini S, et al. Perioperative prophylaxis to prevent recurrence following cataract surgery in uveitic patients a two centre, prospective, randomized trial. Acta Ophthalmol, 2016, 94 (6): e390-394.

7. Abbouda A, Tortorella P, Restivo L, et al. Follow-up study of over three years of patients with uveitis after cataract phacoemulsification: outcomes and complication. Semin ophthalmol, 2015, 1-10.

8. Pålsson S, Andersson Grönlund M, Skiljic D, et al. Phacoemulsification with primary implantation of an intraocular lens in patients with uveitis. Clin Ophthalmol, 2017, 11: 1549-1555.

9. Lin C P, Yeh P T, Chen P F, et al. Cataract extraction surgery in patients with uveitis in Taiwan: risk factors and outcomes. J Formos Med Assoc, 2014, 113 (6): 377-384.

10. Quek D T, Jap A, Chee S P. Risk factor for poor visual outcome following cataract

surgery in Vogt – Koyanagai – Harada disease. Br J Ophthalmol, 2011, 95 (11):
1542 – 1546.

11. Hu K, Lei B, Kijlstra A, et al. Male sex, erythema nodosum, and electroretinography as predictors of visual prognosis after cataract surgery in patients with Behcet disease. J Cataract Refract Surg, 2012, 38 (8): 1382 – 1388.

12. Pålsson S, Nyström A, Sjödell L, et al. Combined phacoemulsification, primary intraocular lens implantation, and pars plana vitrectomy in children with uveitis. Ocul Immunol Inflamm, 2015, 23 (2): 144 – 151.

13. Abela – Formanek C, Amon M, Kahraman G, et al. Biocompatibility of hydrophilic acrylic, hydrophobic acrylie, and silicone intraocular lenses in eyes with uveitis having cataract surgery: Long – terra follow – up. J Cataract Refract Surg, 2011, 37 (1): 104 – 112.

14. Leung T G, Lindsley K, Kuo I C. Types of intraocular lenses for cataract surgery in eyes with uveitis. Cochrane Database Syst Rev, 2014, 4 (3): CD002784.

15. da Rocha Lima B, Pichi F, Nucci P, et al. Fibrin reaction after uveitic cataract surgery: treatment and prevention. Eur J Ophthalmol, 2014, 24 (4): 626 – 628.

16. Fardeau C, Simon A, Rodde B. Interferon – alpha2a and systemic corticosteroid in monotherapy in chronic uveitis: Results of the randomized controlled BIRDFERON study. Am J Ophthalmol, 2017, 177: 182 – 194.

（宁宏　杨凯博）

笔记

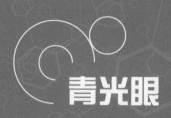

青光眼

004. 睫状环阻滞性青光眼一例

病历摘要

患者，女性，67岁。以"左眼疼痛，视力下降5天"为主诉入院。

现病史：5天前无明显诱因突然出现左眼胀痛，视力下降，伴眼红，畏光流泪，伴头痛恶心，未呕吐。于丹东某医院诊断为"左眼青光眼"，给予甘露醇静点，醋甲唑胺口服及毛果芸香碱点眼，未见好转，后予以散瞳治疗后疼痛有缓解，视力未见好转。为求进

笔记

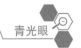

一步诊治来我院。

既往史：右眼青光眼小梁切除术后1年，高血压40余年。

查体：Vod = 0.02，Vos：HM/眼前，光定位确切；左眼混合充血（+），角膜上皮水肿，基质层水肿，后弹力层皱褶，中央前房极浅，周边前房消失，瞳孔欠圆，直径约4mm，晶状体混浊，皮质混，核浅黄色，眼底窥不清。眼压29mmHg（图4-1）。

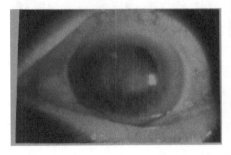
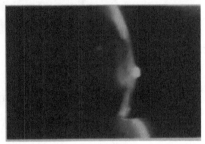

图4-1 左眼前节照相

右眼结膜充血（-），上方滤过泡扁平，角膜光滑透明，KP（-），前房普遍性变浅，房闪（-），瞳孔圆，直径3mm，光反应（+），晶体混浊，核呈黄色，眼底小瞳孔下视盘色正界清，C/D = 0.4，眼压15mmHg（图4-2）。

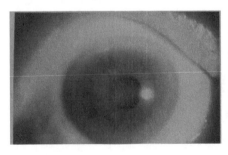
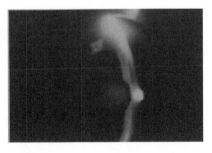

图4-2 右眼前节照相

辅助检查：UBM示左眼前房普遍变浅，睫状突扁平位置前移；A超左眼眼轴24.6mm；视觉诱发电位示左眼P100潜时延长（图4-3）。

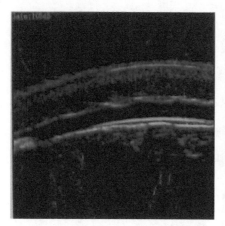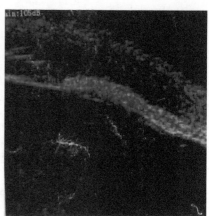

图 4-3　左眼 UBM

诊断：左眼睫状环阻滞性青光眼（恶性青光眼）；右眼青光眼小梁切除术后；双眼年龄相关性白内障；高血压病。诊断依据：虹膜-晶状体隔极度前移，前房普遍性变浅消失。眼压升高，未用药达 60mmHg 以上。缩瞳治疗无效，散瞳睫状肌麻痹剂有效。UBM 显示睫状体前旋。需进一步诊断性治疗确定水囊的存在。

治疗方案：1. 2% 美开朗、硫酸阿托品眼膏 Bid eyedrop；2. 甘油合剂 100ml、醋甲唑胺 50mg Bid po.；3. 20% 甘露醇 250ml、地塞米松 10mg Qd iv.；4. 限期行左眼玻璃体腔穿刺抽液联合前房成形术。

左眼玻璃体腔穿刺抽液联合前房成形术：1. 左眼常规消毒铺巾，2% 利多卡因球后麻醉；2. 鼻上方睫状体平坦部进针 12mm，5ml 注射器抽吸出 1.5ml 水样液体；3. 前房穿刺，注入 BSS 及透明质酸钠形成前房，见晶状体向鼻侧移位，可见晶状体颞侧边缘，指测眼压 T-1。4. 2mg 地塞米松 IC + 眼带。术中补充诊断：左眼晶状体半脱位。

术后第一天：Vos：FC/20cm，左眼角膜上皮水肿消退，后弹力层皱褶（+），KP（+）色素性，前房略浅，颞侧局部前房加深，

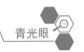

瞳孔 6mm，颞侧欠圆，晶状体混浊，眼底朦胧见视网膜平伏。眼压 11mmHg。术后第三天：前房存在，眼压 14mmHg。

一个月后左眼玻璃体切割术：术中见晶状体颞侧悬韧带松弛断裂。视盘色正界清，C/D = 0.3。

术后 UBM：前房恢复正常，睫状体位置正常（图 4 - 4）。

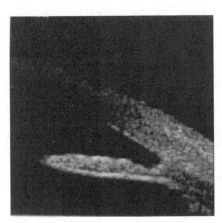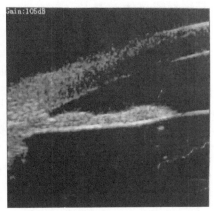

图 4 - 4　左眼玻璃体切割术后 UBM

病例分析

恶性青光眼，又称作睫状环阻滞性青光眼、房水逆流性青光眼。由 Von Graefe 于 1869 年首次提出。发生率为 0.6% ~ 4.0%。眼轴短及既往房角关闭是该病危险因素。经典定义：PACG 术后，前房普遍性变浅或消失，眼压升高，局部缩瞳剂治疗无效或加重病情，局部散瞳剂常有效缓解病情，传统的抗青光眼手术治疗无效甚至病情恶化。现代定义：包括经典性和其他非传统性恶性青光眼在内的一组疾病，各种诱因使易感眼的正常房水向前排流受阻，造成房水错向流动，房水潴留在玻璃体腔的恶性循环过程。同时伴有的晶状体悬韧带松弛通过散瞳药物使悬韧带拉紧而达到治疗效果。非

笔记

典型的恶性青光眼包括：无晶体眼恶性青光眼、人工晶体眼恶性青光眼、缩瞳剂引起的恶性青光眼、与炎症有关的恶性青光眼、与外伤有关的恶性青光眼、与视网膜疾病有关的恶性青光眼、自发性恶性青光眼。诊断需要 B 超及 UBM 或者前节超声辅助。需要与瞳孔阻滞性青光眼、脉络膜上腔出血及脉络膜渗漏相鉴别。治疗的策略是恢复睫状体与晶状体和虹膜之间的正常解剖关系，恢复房水循环。主要治疗包括：1. 药物治疗：散瞳睫状肌麻痹剂、房水生成抑制剂、高渗剂、皮质激素；2. 激光治疗：氩激光睫状突光凝术、Nd：YAG 激光玻璃体前界膜切开术；3. 手术治疗：Chandler 三步手术诊断程序、玻璃体切割术、晶体摘除术。

病例点评

此病例既往对侧眼急性闭角型青光眼手术史，会误导发病眼诊断。特殊需要注意的是发病时前房普遍变浅，中央前房近消失，说明有房水迷流的可能。常规缩瞳无效但睫状肌麻痹剂可以将晶状体悬韧带拉紧而缓解病情。UBM 可以确定诊断。

参考文献

1. Epstein D L, Hashimoto J M, Anderson P J, et al, Experimental perfusions through the anterior and vitreous chambers with possible relationships to malignant glaucoma. Am J Ophthalmol, 1979, 88 (6)：1078 – 1086.

2. Ruben S, Tsai J, Hitchings R A. Malignant glaucoma and its management. Br J Ophthalmol, 1997, 81 (2)：163 – 167.

3. Weiss D I, R N Shaffer, Ciliary block (malignant) glaucoma. Trans Am Acad Ophthalmol Otolaryngol, 1972, 76 (2)：450 – 461.

4. Tomey K F, Traverso C E. The glaucomas in aphakia and pseudophakia. Surv

Ophthalmol, 1991, 36 (2): 79 - 112.

5. Lippas J. Mechanics and the Treatment of Malignant Glaucoma and the Problem of a Flat Anterior Chamber. Am J Ophthalmol, 1964, 57: 620 - 627.

6. Chandler P A, Simmons R J, Grant W M. Malignant glaucoma. Medical and surgical treatment. Am J Ophthalmol, 1968, 66 (3): 495 - 502.

7. Simmons R J, Malignant glaucoma. Br J Ophthalmol, 1972, 56 (3): 263 - 272.

8. Lowe R F. Malignant glaucoma related to primary angle closure glaucoma. Aust J Ophthalmol, 1979, 7: 11.

9. Debrouwere V, Stalmans P, Van Calster J. et al. Outcomes of different management options for malignant glaucoma: a retrospective study. Graefes Arch Clin Exp Ophthalmol, 2012, 250 (1): 131 - 141.

10. Pecora J L. Malignant glaucoma worsened by miotics in a postoperative angle - closure glaucoma patient. Ann Ophthalmol, 1979, 11 (9): 1412 - 1414.

11. Chandler P A, W M Grant. Mydriatic - cycloplegic treatment in malignant glaucoma. Arch Ophthalmol, 1962, 68: 353 - 359.

12. Shaffer R N, H D Hoskins, Jr, Ciliary block (malignant) glaucoma. Ophthalmology, 1978, 85 (3): 215 - 221.

13. Chaudhry N A, Flynn H W, Murray T G, et al. Pars plana vitrectomy during cataract surgery for prevention of aqueous misdirection in high - risk fellow eyes. Am J Ophthalmol, 2000, 129 (3): 387 - 388.

14. Byrnes G A, Leen M M, Wong T P, et al. Vitrectomy for ciliary block (malignant) glaucoma. Ophthalmology, 1995, 102 (9): 1308 - 1311.

15. Sharma A, Sii F, Shah P, et al. Vitrectomy - phacoemulsification - vitrectomy for the management of aqueous misdirection syndromes in phakic eyes. Ophthalmology, 2006, 113 (11): 1968 - 1973.

（谷峰　孙鹏）

005 脉络膜扩张与双侧继发性青光眼一例

病历摘要

患者，女性，59 岁。因左眼视力下降 2 个月于我院就诊。

既往史：高血压病 10 余年、类风湿性关节炎 5 年、肺纤维化 5 年。无假性剥脱综合征、虹膜震颤、晶状体震颤、青光眼相关性视神经损害及外伤史。

眼科查体：右眼视力 0.5，左眼视力 0.1，双眼矫正不应。双眼角膜光滑透明，KP（－），前房常深，房闪（－），瞳孔圆，直径约 3mm，光反应（＋），晶状体混浊，右眼核呈淡黄色，左眼核呈黄色，双眼后囊混浊，眼底未见异常。双眼压：右眼 20mmHg，左眼 18mmHg。辅助检查：A 超示：右眼轴长度 23.51mm，左眼轴长度 23.65mm。

入院时化验检查：类风湿因子 113.0IU/ml，C 反应蛋白 31.3mg/L，IgM 2.6g/L。

患者诊断为双眼年龄相关性白内障后于局麻下接受左眼白内障超声乳化吸除联合人工晶体植入术，术中过程顺利。术后第 1 天，双眼视力 0.3，左眼充血（＋），上方角膜切口对合良好，角膜水肿，KP（＋），前房常深，房闪 （＋＋），瞳孔圆，直径约 5mm，光反应（－），人工晶体位于囊袋内、位正，右眼角膜水肿，前房浅，瞳孔圆，直径约 6mm，光反应（－）。双眼压指测 T＋2。根据上述临床表现，我们考虑双眼自发性青光眼，恶性青光眼不除外。即刻给予 20% 甘露醇 250ml 静脉滴注；甘油合剂 100ml，尼目克司 100mg 口服；复方托吡卡胺滴眼液滴双眼；地塞米松注射液 2mg，左眼球结膜下注射；左氧氟沙星滴眼液、醋酸泼尼松龙滴眼液、普南扑灵滴眼液滴左眼。2 小时后患者角膜水肿较之前减轻。双眼压：右眼 59mmHg，左眼 ＞60mmHg。UBM 示：右眼中央前房深度 1.26mm，睫状体前旋，睫状沟消失及特发性的睫状上腔渗漏（图 5－1）。

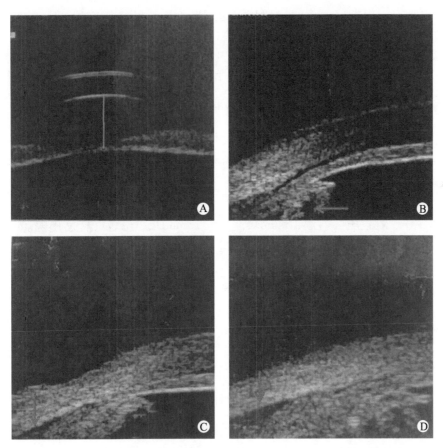

注：A：高褶虹膜结构显示中央浅前房（1.26mm）。B：红色箭头显示前旋的睫状体。C：红色箭头显示睫状沟消失。D：红色箭头显示：轻微睫状上腔渗漏。

图 5－1　UBM

6 小时后患者双眼角膜水肿，前房浅。再次给予 20% 甘露醇 250ml 静脉滴注；甲强龙 0.5g，静脉滴注；阿托品眼膏滴左眼；地塞米松注射液 2mg，右眼球结膜下注射；醋酸泼尼松龙滴眼液、普南扑灵滴眼液滴右眼。

术后第 2 天，双眼视力 0.3，左眼角膜水肿，KP（＋），前房常深，房闪（＋＋），右眼角膜水肿，前房略浅，房闪（＋）。双眼压：右眼 28mmHg，左眼 34mmHg。停用甘露醇。

术后第 3 天，双眼视力 0.3，角膜光滑透明，左眼 KP（＋），前房常深，房闪（＋＋），右眼前房略浅，房闪（－）。双眼压：右眼 20mmHg，左眼 19mmHg。

术后第 4 天，双眼视力 0.5，角膜光滑透明，左眼 KP（＋），前房常深，房闪（＋＋），右眼前房略浅，房闪（－）。双眼压：右眼 14mmHg，左眼 14mmHg。停用尼目克司。

术后第 5 天，右眼视力 0.8，左眼视力 0.5，双眼角膜光滑透明，左眼 KP（＋），前房常深，房闪（＋），右眼前房略浅，房闪（－）。双眼压：右眼 16mmHg，左眼 13mmHg。患者好转后出院。

1 个月后患者门诊复查，右眼视力 0.6，左眼视力 1.0。双眼压：右眼 16mmHg，左眼 18mmHg。

病例分析

本病例为一眼白内障超声乳化术后双眼同时出现类似恶性青光眼的改变，在应用麻痹睫状肌、口服尼目克司等常规降眼压治疗，同时给予全身激素治疗，病情得以控制缓解。

Von Graefe（1869 年）最早提出恶性青光眼（MG）概念，即青光眼术后发生的难治性，最终导致失明的顽固性青光眼。恶性青光眼还有其他命名，如睫状环阻滞性青光眼，房水迷流综合征，晶状体直接阻滞性青光眼，而且在白内障术后等很多情况下均可能发生 MG。既往认为 MG 潜在的发病机制包括：晶状体 – 虹膜隔前移引起的睫状突 – 晶状体赤道部阻塞，玻璃体传导性下降及脉络膜扩张。UBM 也证实，发病期间，睫状突与纵行肌平行或缩进虹膜后。然而随着前房加深，睫状体及睫状突又旋回其解剖部位。此外，睫状体肿胀、悬韧带 – 晶状体囊周围形成的炎症屏障，引起房水向前流动受阻，也会导致恶性青光眼的发生。

目前，普遍认可的病因假说为：脉络膜扩张导致玻璃体前移。脉络膜向内扩张通常会受到眼压的抵抗。但某些情况，如手术引起的炎症反应及低眼压，能够导致血 – 脉络膜屏障的破坏及蛋白质渗漏到脉络膜血管外，脉络膜扩张及房水逆流会引起玻璃体传导性下降或玻璃体阻塞。玻璃体阻塞常见于女性患者，可能与晶状体前移及前房容积减少有关。导致玻璃体阻塞的危险因素包括：对侧眼有玻璃体阻塞病史、小眼球、高褶虹膜、悬韧带松弛导致的晶状体 – 虹膜隔前移、大晶体眼、术前浅前房及术前高眼压。尽管玻璃体阻塞发生于任何眼轴长度，但短眼轴常见。房水逆流是玻璃体阻塞的另一原因，单向阀门允许房水进入玻璃体，形成恶性循环。

以往文献仅仅报道了两例双眼同时发生恶性青光眼病例。

众所周知，人工晶体眼中正常的睫状体和虹膜 – 晶状体隔结构会正确引导房水流向前房，然而睫状体的异常旋转会引起房水的逆流。房水潴留在玻璃体腔内，导致眼后节的压力升高和虹膜 – 晶状体隔的前移。白内障术中，因为前房压力的降低，引发玻璃体基底部和睫状体平坦部的分离，结果导致房水逆流和睫状体的前旋。睫状肌麻痹剂使悬韧带紧张度增加改善房水引流；牵拉晶状体后移，加深前房深度。

另一个导致玻璃体腔压力升高的原因是脉络膜扩张，起始于玻璃体后方的压力梯度使房水代偿性外流，导致了前房变浅。UBM显示恶性青光眼患者的脉络膜扩张，继发性脉络膜渗漏也可以导致恶性青光眼的发生。50μm 的脉络膜扩张会导致眼压的大幅度升高，在高眼压（40～60mmHg）情况下，玻璃体显著地抵抗房水的外流。压力差导致玻璃体腔容积的扩张和前房变浅。脉络膜扩张也可以解释玻璃体阻滞导致脉络膜水肿的发生增高。间接的证据显示：在70只急性闭角型青光眼中，43% 出现脉络膜渗漏，9% 有窄房角，而且既往没有房角关闭的病史，此观察表明脉络膜水肿和房角关闭之间可能存在联系。

玻璃体凝胶后面的液体也比正常的密度增大，阻止房水向前流动。Schwartz 等报道，在玻璃体阻滞的情况下，前部玻璃体不正常的压缩，导致玻璃体腔压力升高，玻璃体与睫状体紧密相贴。异常密集的前部玻璃体能够推挤晶状体与虹膜相贴，从而导致晶体膨隆性房角关闭。无晶体眼中，前部玻璃体直接推挤睫状体和虹膜向前。这两种情况都导致晶状体－虹膜隔向前移动。无论其机制如何，最终的结果是建立了一个恶性循环，即使通过房水的流动，玻璃体内部的压力也无法平衡。

手术后一只眼发生恶性青光眼，另一只眼发生此并发症的风险增大。一只眼白内障超声乳化手术后发生恶性青光眼，增加了另一只眼术后发生同样风险的可能性。本文基于以下三个方面的证据来解释可能的机制。

首先，眼内液和眼内压可以被传送或传导到视神经。Papp A 等通过使用光镜和能量色散 X－射线分析证实，在硅油眼，硅油能浸入视神经、视网膜中央动脉和蛛网膜下腔。这一过程发生的重要原因就是眼内压升高。其次，眼内液和眼内压通过视神经可以被传送

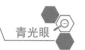

或传导到脑室。Fangtian D 使用 CT，MRI 和 OCT 揭示了由于手术后眼内压的升高，导致眼内硅油进入脑室的过程。硅油可能因为眼压的升高，而进入萎缩的视盘及通过包绕视神经的颅内蛛网膜下腔进入脑室。最后，眼内液和眼内压可以被传送或传导到对侧视神经和眼内，导致脑室高压下的脉络膜扩张。在特发性颅内压增高和不对称性视乳头水肿病例中，CT 脑池造影显示在视神经旁蛛网膜下腔脑脊液（CSF）并未显影。此种现象说明视神经周围的蛛网膜下腔是有分隔的。通过检测同一患者脊髓脑脊液和视神经蛛网膜下腔脑脊液中脑源性 L-PGDS 浓度的不同，这一发现得到进一步证实。

与此同时，本文中患者于白内障手术开始前口服了尼目克司。尼目克司即乙酰唑胺，是一种磺胺衍生类药物，为碳酸酐酶抑制剂，常用于治疗各种类型的青光眼，同时也应用于白内障手术前控制眼压，然而，此类药物的不良反应之一是可以引起急性闭角型青光眼。磺胺类衍生药物同样可以引起睫状体脉络膜的渗出和肿胀，进而导致睫状突前旋，睫状环收缩等变化，最终导致虹膜晶状体隔前移和房角关闭。尼目克司可刺激睫状体上皮细胞合成前列腺素 E2，进而导致血管扩张，增加前葡萄膜血管通透性，最终导致脉络膜渗漏。此外，磺胺类衍生药物可以导致晶状体渗透浓度发生改变以致晶状体水肿、增厚，从而致使晶体虹膜隔前移诱发闭角型青光眼。因此，本例患者中的脉络膜渗漏、脉络膜扩张、睫状上腔渗漏和睫状体前旋，可能与尼目克司作用有关。与该病例相似，西安市第四医院眼科的杨新光等报道了 VKH 继发双眼闭角型青光眼的病例，亦是炎症因素造成脉络膜渗漏、脉络膜扩张、睫状上腔渗漏和睫状体前旋等。

然而，让笔者不解的是，1. 该例患者临床表现更倾向于 MG，而并非急性闭角型青光眼；2. 患者在治疗全程均使用尼目克司，最终眼压平稳；3. 炎症导致的睫状上腔渗漏和睫状体前旋，一般眼压升高幅度不大，平均眼压为30mmHg，与本例也不符合。笔者认为，目前对于尼目克司导致闭角型青光眼眼压升高一般为理论推测，结合典型临床特征。

治疗方面，睫状肌麻痹剂可以扩大睫状体的直径，增加液体从玻璃体腔后方向前弥散的面积。渗透剂通过脉络膜血管外间隙脱水。高渗透性液体通过脉络膜血管，使脉络膜血管和基质之间产生渗透梯度。UBM 显示恶性青光眼环状葡萄膜肿胀。局部激素治疗能够减轻炎症反应。然而，本病例患者有肺纤维化，会加重葡萄膜肿胀和炎症反应。通过静脉滴注激素（甲强龙）治疗脉络膜渗漏，抗炎治疗葡萄膜（睫状体和脉络膜）肿胀。

病例点评

据我所知，在中国，单眼白内障超声乳化手术后发生双眼青光眼的病例极其罕见。其机制可能与睫状上腔和脉络膜渗漏，双眼通过脑脊液通路沟通，以及由于肺间质纤维化引起的双眼脉络膜同时产生免疫反应有关；同时，口服尼目克司同样可能引发脉络膜扩张和睫状体前旋，最终导致眼压升高。两种发病因素在机制和病理改变方面具有一定相似性，这里也不排除两者的叠加作用。如何具体区分还有待进一步研究探讨。但我们可以肯定的是激素治疗可以有效的减轻脉络膜的水肿和睫状上腔渗漏，对控制眼压提供抗炎效应。

参考文献

1. Jarade E F, Dirani A, Jabbour E, et al. Spontaneous simultaneous bilateral malignant glaucoma of a patient with no antecedent history of medical or surgical eye diseases. Clin Ophthalmol, 2014, 8: 1047 - 1050.

2. Quigley H A, Friedman D S, Congdon N G. Possible mechanisms of primary angle – closure and malignant glaucoma. J Glaucoma, 2003, 12: 167 – 180.

3. Burgansky – Eliash Z, Ishikawa H, Schuman J S. Hypotonous malignant glaucoma: aqueous misdirection with low intraocular pressure. Ophthal Surg Lasers Imag, 2008, 39: 155 – 159.

4. Seymenoglu R G, Baser E F. Management of pseudophakic malignant glaucoma and ultrasound biomicroscopic features. Can J Ophthalmol, 2009, 44: 719e20.

5. Zhou C, Qian S, Yao J, et al. Clinical analysis of 50 Chinese patients with aqueous misdirection syndrome: a retrospective hospital – based study. J Int Med Res, 2012, 40: 1568 – 1579.

6. Razeghinejad M R, Amini H, Esfandiari H. Lesser anterior chamber dimensions in women may be a predisposing factor formalignant glaucoma. Med Hypotheses, 2005, 64: 572e4.

7. Feng Y F, Wang D D, Zhao Y E, et al. Surgical management of malignant glaucoma with white cataract in nanophthalmos. J Cataract Refract Surg, 2013, 39: 1774e7.

8. Prata T S, Dorairaj S, De Moraes C G, et al. Is preoperative ciliary body and iris anatomical configuration a predictor of malignant glaucoma development? Clin Experiment Ophthalmol, 2013, 41: 541e5.

9. Debrouwere V, Stalmans P, Van Calster J, et al. Outcomes of different management options for malignant glaucoma: a retrospective study. Graefes Arch Clin Exp Ophthalmol, 2012, 250: 131 – 141.

10. Muqit M K, Menage M J. Malignant glaucoma after phacoemulsification: treatment with diode laser cyclophotocoagulation. J Cataract Refract Surg, 2007, 33: 130 – 132.

11. Quigley H A. Angle – closure glaucoma – simpler answers to complex mechanisms: LXVI Edward Jackson Memorial Lecture. Am J Ophthalmol, 2009, 148: 657e69.

12. K Hille, A Hille, K W Ruprecht. Malignant glaucoma due to drug – related angioedema. American Journal of Ophthalmology, 2003, 135: 224 – 226.

13. Sakai H, Morine–Shinjyo S, Shinzato M, et al. Uveal effusion in primary angle–closure glaucoma. Ophthalmology, 2005, 112: 413e9.

14. Varma D K, Belovay G W, Tam D Y, et al. Malignant glaucoma after cataract surgery. J Cataract Refract Surg, 2014, 40: 1843–1849.

15. Papp A, Tóth J, Kerényi T, et al. Silicone oil in the subarachnoidal space—a possible route to the brain? Pathol Res Pract, 2004, 200: 247–252.

16. Fangtian D, Rongping D, Lin Z, et al. Migration of intraocular silicone into the cerebral ventricles. Am J Ophthalmol, 2005, 140: 156–158.

17. Killer H E, Jaggi G P, Flammer J, et al. Cerebrospinal fluid dynamics between the intracranial and the subarachnoid space of the optic nerve. Is it always bidirectional? Brain, 2007, 130 (Pt 2): 514–520.

18. Kwon S J, Park D H, Shin J P. Bilateral transient myopia, angleclosure glaucoma, and choroidal detachment induced by methazolamide. Jpn J Ophthalmol, 2012, 56 (5): 515–517.

19. Lee G C, Tam C P, Danesh–Meyer H V, et al. Bilateral angle closure glaucoma induced by sulphonamide–derived medications. Clin Experiment Ophthalmol, 2007, 35 (1): 55–58.

20. Mancino R, Varesi C, Cerulli A, et al. Acute bilateral angle closure glaucoma and choroidal effusion associated with acetazolamide administration after cataract surgery. J Cataract Refract Surg, 2011, 37 (2): 415–417.

21. Sen H A, O' halloran H S, Lee W B. Case reports and small case series: topiramate–induced acute myopia and retinal striae. Arch Ophthalmol, 2001, 119 (5): 775–777.

22. 柴芳, 艾华, 雷晓琴, 等. 急性闭角型青光眼为首发症状的 VKH 综合征分析. 中国实用眼科杂志, 2016, 34 (5): 470–473.

（杨凯博　华瑞　宁宏）

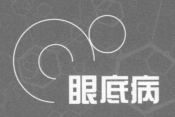

眼底病

006 弥漫性视网膜下纤维化综合征一例

病历摘要

　　患者，男性，26岁。就诊时主诉"左眼视力下降4天"，近一段时间有频繁"熬夜"情况。既往双眼轻度近视，就诊时患者血压为152/81mmHg。

　　最佳矫正视力：右眼1.0，左眼0.01，左眼角膜透明，KP（－），前房（－），瞳孔直径4mm，光反应稍钝，晶状体透明，玻璃体轻度尘状混浊，眼底视盘色正界清，C/D 约 0.3，黄斑部污秽，可见黄色视网膜下组织，周边可见数个微小的黄色病灶，边界不清。右眼前后节未见明显异常。

辅助检查：双眼眼压正常；双眼 VEP：P100 潜时右眼 102ms；左眼未见分化波形。荧光血管造影（FA）检查：左眼静脉期（21 秒）可见中心凹处高荧光，黄斑部地图样染色，周边部血管（26～34 秒）可见微渗漏（图 6 - 1）。

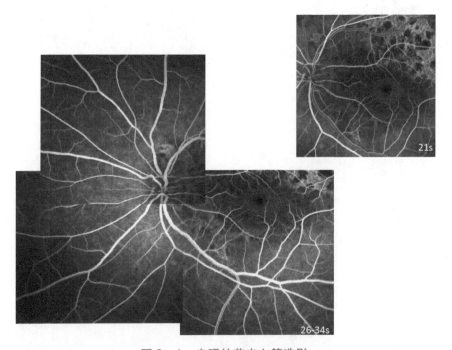

图 6 - 1　患眼的荧光血管造影

近红外光自发荧光（NIR - AF）提示地图样低荧光和盘状高荧光。频域光学相干断层扫描（spectral - domain optical coherence tomography，SD - OCT）提示相应部位脉络膜病灶浸润，RPE 萎缩，黄斑下脱离，RPE 下纤维化与脉络膜结节形成（图 6 - 2）。根据其眼底照片和荧光造影结果确定本病例诊断为弥漫性视网膜下纤维化综合征（DSF，图 6 - 2）。

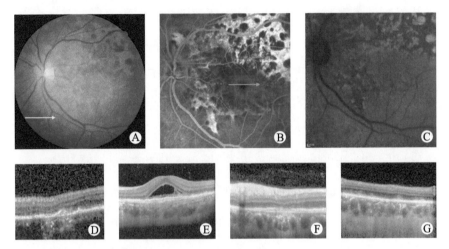

注：A：左眼黄斑部污秽，可见黄色视网膜下组织，周边可见数个微小的黄色病灶，边界不清；晚期的荧光造影。B：相应的视网膜下组织区域混杂着地图样高荧光和盘状低荧光；近红外自发荧光 NIR－AF。C：与 FA 相反，在相应的视网膜下组织区域表现为地图样低荧光和盘状高荧光；D：SD－OCT 提示脉络膜浸润灶和 RPE 破坏（图 A、B、C 中的红色三角所示位置）；E：SD－OCT 提示黄斑下脱离和 RPE 纤维化（图 B 中的绿色箭头所示位置）；F：SD－OCT 提示 RPE 和光感受器细胞的萎缩（图 B、C 中的红色箭头所示位置）；G：SD－OCT 提示脉络膜结节（图 A 中黄色箭头所示位置）。

图 6－2　眼底照相

病例分析

本病例，笔者联合应用 SD－OCT 和 NIR－AF 检查分析了弥漫性视网膜下纤维化综合征（diffuse subretinal fibrosis syndrome，DSF）的组织学定位和特征。

DSF 是多灶性脉络膜炎（MFC）罕见的一种亚型，特征表现为弥漫、融合的视网膜下瘢痕形成，伴随散在灰黄色的脉络膜和视网膜色素上皮层（RPE）病灶。该病常累及年轻人，但 Velillas 等也报告了 1 例老年女性 DSF 发病病例。特定的抗视网膜抗体可能提示发病机制。

然而，DSF 的治疗仍然存在一定争议。一些文献曾报告质类固

笔记

醇激素、环孢素、硫唑嘌呤、肿瘤坏死因子-α单克隆抗体等免疫抑制剂的应用可以在 DSF 的治疗中取得一定效果，进而改善视功能，可能是这些免疫抑制剂通过与特定的效应细胞受体相互作用，抑制免疫反应及特定的视网膜抗体发挥作用。但是，相较于多灶性脉络炎合并全膜葡萄膜炎（MCP）、点状内层脉络膜炎（PIC）等脉络膜炎，DSF 的患者主要涉及黄斑区的纤维化和萎缩，预后更差。

DSF 的鉴别诊断具有一定难度。常需与之鉴别的疾病主要包括其他类型的白点综合征 [例如，PIC、急性多发性后部鳞状色素上皮病变（APMPPE）、急性区域性隐匿性外层视网膜病变（AZOOR）及急性黄斑神经视网膜病变（AMN）等]，视网膜退化性疾病（如锥形杆营养不良），肿瘤相关性视网膜病变 [如癌症相关性视网膜病变（CAR）或黑色素瘤相关性视网膜病变（MAR）] 等。

该病例（DSF）在国人中尚未见报道。以往的研究都是基于典型的临床病史和血管造影结果，而对其确切的组织学定位和发病机制知之甚少。现在，我们可以利用较长波长的 NIR-AF 活体内观察 RPE 和脉络膜中的黑色素代谢情况。不规则的 NIR-AF 改变提示病变及视网膜、RPE 和内层脉络膜，这些与临床和组织病理学发现一致。

不同于传统 FA 中的 DSF 染色，在 NIR-AF 中的 DSF 提示低荧光。这可能是由于纤维化和黑色素代谢紊乱所引起的荧光遮蔽所致。此外，在 NIR-AF 中可以观察到炎症浸润病灶所呈现的高荧光，这在 FA 中是无法显示的。这些病灶消退或扩大并融合成白色的视网膜下纤维化区域，这一病理过程发生在数周至数月。

📋 病例点评

笔者认为 NIR-AF 是评价 DSF 预后的一个指标。

参考文献

1. Gandorfer A, Ulbig M W, Kampik A. Diffuse subretinal fibrosis syndrome. Retina, 2000, 20 (5): 561–563.

2. Velillas S, Rodríguez de la Rua E, Carrasco B, et al. Progressive diffuse subretinal fibrosis syndrome: a case report. Arch Soc Esp Oftalmol – April 1, 2001, 76 (4): 259–262.

3. Adán A, Sanmartí R, Burés A, et al. Successful treatment with infliximab in a patient with Diffuse Subretinal Fibrosis syndrome. Am J Ophthalmol, 2007, 143 (3): 533–534.

4. Schachat Andrew P, Sadda SriniVas R, Hinton David R, et al. Robert B. Ryan's Retina. Elsevier, 2018, 1562–1571.

5. Keilhauer C N, Delori F C. Near – infrared autofluorescence imaging of the fundus: visualization of ocular melanin. Invest Ophthalmol Vis Sci, 2006, 47 (8): 3556–3564.

（刘贤洁　华瑞）

007 特发性视网膜血管炎、动脉瘤、视神经视网膜炎综合征一例

病历摘要

此患者是一个随访两年的病例。

患者，女性，54岁，出现右眼视物模糊，全身无任何系统性疾病。

双眼最佳矫正视力： 右眼为 20/30，左眼为 30/30。既往右眼

47

被诊断为周边视网膜血管炎，行视网膜激光治疗。

眼底荧光血管造影（FA）显示右眼玻璃体混浊，视盘染色（图7-1A绿色三角），黄斑区渗漏（图7-1A黄色箭头），陈旧激光瘢痕及位于视盘上方伴有渗出的视网膜动脉瘤（图7-1A红色箭头），对侧眼正常。根据右眼临床表现，我们诊断该患者为视网膜血管炎、动脉瘤、视神经视网膜炎综合征（Idiopathic retinitis, vasculitis, aneurysms, and neuroretinitis，IRVAN）。确诊后，行视网膜激光光凝术治疗视网膜动脉瘤。随访两年后，视网膜动脉瘤消失，遗留视网膜激光瘢痕（图7-1B）。然而，左眼黄斑区颞侧出现视网膜无灌注区及视网膜毛细血管扩张（图7-1C）。

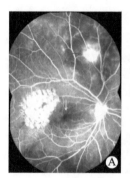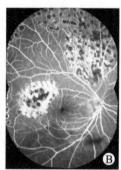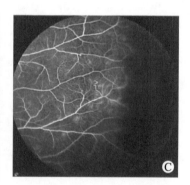

注：A：右眼治疗前FA提示玻璃体混浊，视盘染色（绿色三角），黄斑区渗漏（黄色箭头），陈旧激光瘢痕及位于视盘上方伴有渗出的视网膜动脉瘤（红色箭头）；B：右眼视网膜激光光凝术后2年，FA提示视网膜动脉瘤消失，仅残留陈旧视网膜激光瘢痕；C：左眼FA显示：右眼视网膜激光光凝术后2年，左眼出现新的视网膜无灌注区及黄斑区颞侧视网膜毛细血管扩张改变。

图7-1　IRVAN综合征的血管造影随访

病例分析

特发性视网膜血管炎、动脉瘤和视神经视网膜炎综合征（IRVAN）代表一组已经明确定义的眼部疾病，临床表现为小动脉分叉处的动脉瘤，以及视神经和视网膜血管炎症。根据眼底表现，IRVAN 综合征分为五期：一期：微动脉瘤、渗出、视网膜血管炎及视神经视网膜炎；二期：FA 显示毛细血管无灌注区；三期：视盘或后节其他部分出现新生血管和（或）玻璃体积血；四期：虹膜红变；五期：新生血管青光眼。

IRVAN 综合征是一种罕见的视网膜疾病，常发生于 30 岁左右的年轻女性，不伴有系统性疾病。此外，神经视网膜炎的特征与急性视神经炎相似，最早期常常表现为中枢神经系统炎症性脱髓鞘障碍（如多发性硬化和视神经脊髓炎）。成人 IRVAN 综合征几乎普遍存在毛细血管无灌注区。从本文病例中不难看出视网膜毛细血管扩张可能是 IRVAN 综合征的首发体征。既往研究表明 IRVAN 综合征和结核性视网膜血管炎有相似的发病机理。

此外，IRVAN 综合征患者眼底小动脉的动脉瘤很少出现退化改变。视网膜激光光凝是控制视网膜动脉瘤和无灌注区，以及防止患者视力丧失的一种有效的方法，尤其对于 IRVAN 综合征二期和三期的病变。

📋 病例点评

通过影像学检查明确 IRVAN 患眼特征，结合典型病史，避免误诊出现。

参考文献

1. Singh R, Sharma K, Agarwal A, et al. Vanishing retinal arterial aneurysms with anti-tubercular treatment in a patient presenting with idiopathic retinal vasculitis, aneurysms, and neuroretinitis. J Ophthalmic Inflamm Infect, 2016, 6：8.

2. Qureshi S S, Frohman E M. Acute optic neuritis: a clinical paradigm for evaluation

笔记

of neuroprotective and restorative strategies? Neural Regen Res, 2015, 10: 1599 – 1601.

3. Agarwal A. Idiopathic retinal vasculitis, aneurysms and neuroretinopathy: bilateral neuroretinopathy with multiple retinal arterial aneurysms. Macular dysfunction caused by retinal diseases. Gass' Atlas of macular diseases 5th edition. Elsevier Saunders China, 2012, 536 – 539.

4. Saatci A O, Ayhan Z, Takeş Ö, et al. Single Bilateral Dexamethasone Implant in Addition to Panretinal Photocoagulation and Oral Azathioprine Treatment in IRVAN Syndrome. Case Rep Ophthalmol, 2015, 6: 56 – 62.

（杨凯博　华瑞）

008 多发性一过性白点综合征（MEWDS）一例

病历摘要

　　患者，女性，23 岁。以右眼中心暗点伴眼前漂浮物为主诉来诊。首诊时最佳矫正视力分别为右眼 0.8，左眼 1.0。眼底检查见右眼黄斑中心凹呈颗粒状外观（图 8 - 1），黄斑上方、颞侧及中心凹处深层视网膜均可见大量散在的直径约 100μm 的点状病灶；余双眼前后节检查未见异常改变。近红外光图像显示黄斑中心凹处视网膜颗粒状外观较眼底照相更为明显（图 8 - 2）。

　　频域 OCT 提示右眼黄斑中心凹颗粒样外观的对应区可见一过性

笔记

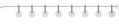

图 8-1　黄斑中心凹处颗粒状外观

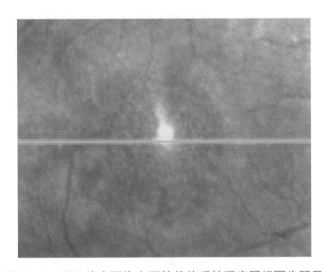

图 8-2　近红外光图像上颗粒状外观较眼底照相更为明显

的中心凹光感受器外节断裂及 COST 层［位于 IS/OS 层和视网膜视网膜色素上皮层（RPE）之间视锥细胞外节尖端］消失（图 8-3）；在视网膜中心凹 IS/OS 层缺失处和点状病变之间的交界处，可见外层光感受器层内的高反射亮线；在中心凹 IS/OS 断带的边缘位点处视网膜外核层萎缩并牵拉光感受器层，同时伴有外界膜断裂，对应区的 RPE 层脱离；点状病灶处的 RPE 层增厚。中心凹下脉络膜厚度增厚（372μm）。

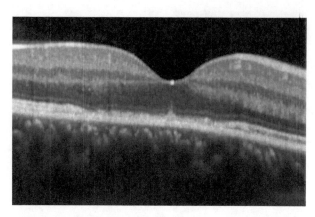

图 8 - 3　中心凹光感受器外节断裂及 COST 线消失

787nm 近红外眼底自发荧光（NIR - AF）显示直径小于 40μm 的低荧光区主要集中于后极部和黄斑颞侧，数量上少于 488nm 波长的蓝光自发荧光（BL - AF）中高自发荧光点数；BL - AF 显示的高荧光区域与眼底白点样病灶基本一致（图 8 - 4）。

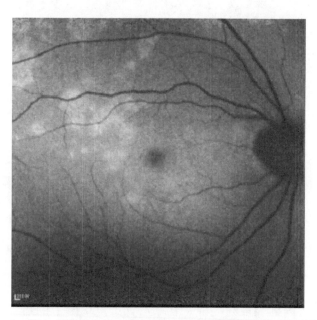

图 8 - 4　BL - AF 中高荧光斑点提示 RPE \ Bruch 膜、光感受器及脉络膜浅层毛细血管等处炎性病灶代谢增强

笔记

吲哚菁绿血管造影（ICGA）中局灶性低荧光暗点亦与之对应，

但 BL - AF 中数量较少，这些病灶有时在临床上观察不到。荧光造影（FA）表现为典型的早期高荧光，与 NIR - AF 的低自发荧光斑及 ICGA 晚期的低荧光区域对应（图 8 - 5）。

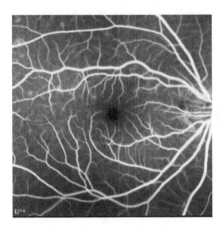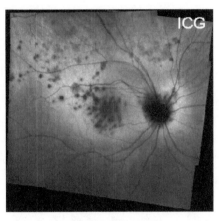

图 8 - 5　FA 早期高荧光与 ICGA 晚期低荧光对应

ICGA 晚期的低荧光区与频域 OCT 表现为光感器内、外连接部分的结构的破坏相对应（图 8 - 6）。

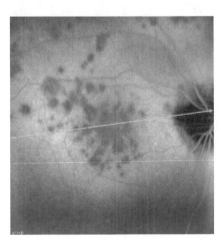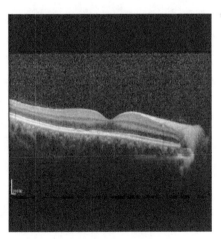

图 8 - 6　ICGA 晚期低荧光暗点与频域 OCT 表现为光感器内、
外连接部分的结构的破坏相对应

多焦点视网膜电图（mf - ERG）提示右眼中心凹及黄斑区峰值下降，与对侧眼相比反应密度明显降低，右眼 P1 波振幅密度为

$30.9nV/deg^2$，较对侧眼明显降低。基于以上的临床特征及检查结果，该患者确诊为多发性一过性白点综合征（multiple evanescent white dot syndrome，MEWDS）。

患者于首诊后 8 个月时复诊。右眼最佳矫正视力提高到 1.0。眼底检查中心凹颗粒样外观已恢复至正常。OCT 中病灶处消失的"COST"线已恢复，中心凹下脉络膜厚度从 372μm 轻度下降至 307μm。

BL - AF 早期点状高荧光病灶消退，同时伴有 NIR - AF 早期的低荧光灶减少。OCT 也提示在 NIR - AF 中残留低荧光区的视网膜结构已经恢复正常（图 8 - 7）。

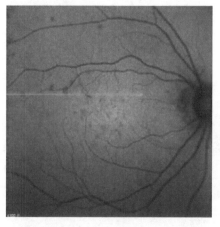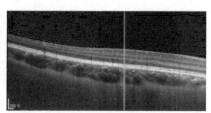

图 8 - 7　发病时 NIR - AF 的低荧光灶减少，OCT 也提示在
NIR - AF 中残留低荧光区的视网膜结构已经恢复正常

病例分析

MEWDS 是原发性炎症性脉络膜毛细血管病变（primary inner capillary choroidalpathy，PICCP）的一个亚型，表现为视网膜色素上皮层炎症改变和脉络膜急性缺血，主要累及黄斑区。眼底检查及眼科影像学检查（频域 OCT 结合两种波长 AF、mf - ERG）是确定诊

断的主要依据。

光感受器的代谢与营养依赖于 RPE，RPE‑Bruch 复合体在连接视网膜和脉络膜方面发挥重要的作用。许多葡萄膜炎通常累及该复合体进而影响光感受器细胞。Schmitz‑Valckenberg 等提出 AF 图像依赖于光感受器外节的自我更新，常被用作检测 RPE 健康状态的指标。在 MEWDS 早期，脉络膜多灶性炎性改变可能导致光感受器外节吞噬作用增强，产生更多脂褐素，进而在 AF 上的显示出高荧光信号。随着炎症反应消退，光感受器外节再生，脂褐素产生降低，进而 AF 信号降低。与小病灶相比，大病灶中心的光感受器可能更容易受到炎症的影响。A2E 是 RPE 细胞内脂褐素的重要组成部分，在被 RPE 吞噬之前，其自发荧光的前体形成于光感受器外节中。这些荧光物质（A2E 前体）沉积在视网膜，与脂褐素相比，该荧光物质在长波长激发光下出现荧光峰值。因此，除了以脂褐素为主要荧光的 BL‑AF，以非脂褐素和氧化黑色素为主要荧光的 NIR‑AF 可以被长波长激发光记录。

本病例患者首诊时 NIR‑AF 中低自发荧光点比 BL‑FAF 中高自发荧点要少，提示 RPE 处于高代谢阶段，脂褐素大量沉积。另一方面，NIR‑AF 中低自发荧光点提示 RPE 细胞严重受损，涉及黑色素，炎症病灶穿透外界膜，累及外核层。

BL‑AF 高信号区域常与 ICGA 中局灶低荧光暗点对应，但较后者少，OCT 上表现为光感受器外层内中等反射病灶、光感受器内外节连接带断裂，这与 Penha FM 等研究一致。频域 OCT 上显示外核层变薄，提示 MEWDS 可能导致一过性的光感受器萎缩。在第 8 个月的随访期，BL 和 NIR‑AF 间恢复差异，特别是在 OCT 显示在 NIR‑AF 中残存低荧光区域的视网膜结构恢复，可能提示 MEWDS 涉及脂褐素和黑色素的不同代谢途径。这一猜想还需要进一步研究

笔记

和证实。

本研究中，频域 OCT 显示 IS/OS 功能障碍，RPE – Bruch 膜复合体微结构异常。Forooghian 等利用一种全新的以 OCT 为基础的方法，定量测量光感受器外节长度，发现疾病早期，光感受器外节长度会急剧下降，待疾病消退后恢复正常。具有 3μm 轴向分辨率的频域 OCT 提示在感光细胞 IS/OS 连接处一过性波动与信号衰减，尤其是 MEWDS 患者黄斑部的光感受器外节更为显著。频域 OCT 中，在中心凹和病灶处的 IS/OS 断裂之间，可观察到光感受器内的高反射线，提示光感受器和视网膜色素上皮层炎症反应。

我们比较了发病时和恢复后的黄斑中心凹下脉络膜厚度，发现该指标降低。Aoyagi 首次报道了黄斑中心凹下脉络膜厚度和 MEWDS 之间的关系，发现疾病急性期患病眼和对侧眼的脉络膜厚度均高于恢复期，提示除了脉络膜毛细血管外，亦可发生脉络膜基质炎性反应，而且更可能为双眼改变。

健康的视锥细胞对瞳孔中心存在较强的定向反射，称之为"optical Stiles Crawford"效应。中心凹反射分析仪（FRA）可以通过参数 rho，定量计算视锥细胞的方向性。此外，它还可估算晶状体密度、黄斑区色素及黑色素含量。FRA 显示黄斑中心凹视锥细胞紊乱，提示在 MEWDS 中视锥细胞出现短时的紊乱，这与我们的研究结果一致，但几周内视锥细胞的方向性会恢复。IS/OS 连接带断裂似乎是光感受器受损相关疾病的共同特征，包括急性带状隐匿性外层视网膜病变（AZOOR），视网膜色素变性，中心浆液性脉络膜视网膜病变愈后等。RPE 紊乱通常表现为 OCT 中脉络膜穿透信号增强。频域 OCT 结果提示 MEWDS 更可能与 RPE 炎症有关。肿胀但结构完整的 RPE 细胞在 OCT 上表现为厚度增加，同时在部分病灶处出现 RPE 细胞从 Bruch 膜脱离。RPE 细胞炎症会迅速干扰光感

笔记

受器感光器外节的方向性，导致 IS/OS 连接带的 OCT 信号衰减，外节方向杂乱无章，出现上述 IS/OS 结构的改变。

在首诊后 8 个月随访时，患者右眼 OCT 检查提示 "COST" 线修复，笔者认为 "COST" 线的修复提示着较好的预后。既往报道提示 COST 线异常是 AZOOR 的临床前期的标志，与 MEWDS 类似，AZOOR 是 PICCP 的另一个亚型。不同的是，MEWDS 是一种良性的自愈性疾病，目前为止，尚无任何病理资料研究此类疾病的自然病程。

ERG 中，反映光感受器功能的 a 波并未显著降低。这可能与仅黄斑区受累相关。Mf – ERG 提示中心凹和黄斑区波峰消失，与对侧眼比较，P1 振幅密度显著下降。P1 波显示双极细胞的去极化过程。因此，低水平的 P1 波提示光感受器及其营养细胞（RPE）的功能障碍。

🔲 病例点评

频域 OCT 结合两种波长 AF、mf – ERG 为分析 MEWDS 提供了一种全新的模式，为治疗和随访提供了更多的诊断信息。

参考文献

1. Penha F M, Navajas E V, Bom Aggio F, et al. Fundus autofluorescence in multiple evanescent white dot syndrome, 2011, 110 (1): 54 – 56.

2. Forooghian F, Stetson P F, Gross N E, et al. Quantitative assessment of photoreceptor recovery in atypical multiple evanescent white dot syndrome, 2010, 41 (6): 77 – 80.

3. Aoyagi R, Hayashi T, Masai A, et al. Subfoveal choroidal thickness in multiple evanescent white dot syndrome, 2012, 95 (2): 212 – 217.

4. So K, Shinoda K, Matsumoto C S, et al. Focal functional and microstructural changes of photoreceptors in eyes with acute zonal occult outer retinopathy, 2011, 2 (3): 307 - 313.

（刘贤洁　白雪　华瑞）

009 巨大脉络膜空洞合并近视性视盘旁塌陷孔一例

病历摘要

　　患者，男性，66 岁，患有双眼高度近视，最佳矫正视力均为 1.0。炫彩图像（multicolor）提示视盘旁可见一处边界清晰的、青灰色病灶，伴视乳头的垂直旋转、倾斜，视盘颞下方可见近视性萎缩弧（图 9 - 1A ~ 9 - 1C）。相应的眼 B 超检查和视野检查中也表现为左眼的生理盲点扩大和上方弓状视野缺损（图 9 - 1I、9 - 1H）。在频域光学相干断层扫描（spectral - domain optical coherence tomography，SD - OCT）的 En face 图像上测得视乳头旁脉络膜空洞的面积和塌陷孔的面积分别为 7.85mm^2 和 0.34mm^2（图 9 - 1D、9 - 1E）。在 OCT 的深部增强图像（EDI）中提示为脉络膜内的低反射区，劈裂（图 9 - 1F）。

　　该空洞位于 RPE 层下的脉络膜空腔并延伸入视乳头的下方，是视乳头旁脉络膜空洞和玻璃体腔之间的一个间隙，其内可能是液化的玻璃体（图 9 - 2）。

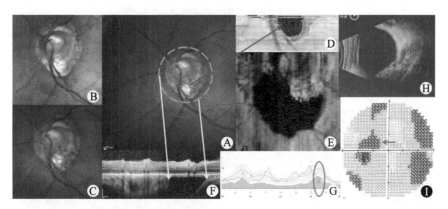

注：A：视乳头旁脉络膜空洞和倾斜 ONH 的炫彩成像提示视盘旁一个边界清晰青灰色病灶（红色箭头）及其颞下方近视弧中的塌陷孔（蓝色箭头），颞下视网膜静脉覆盖塌陷孔表面；B：近红外光成像显示视乳头旁的一个低反射区（红色箭头），对应 A 中红虚线区域；C：在绿光反射中可以清晰观察到一个边界清晰的塌陷孔（蓝色箭头），对应于 A 中的蓝色虚线区域；D：En face OCT 图像上显示的塌陷孔（面积为 0.34mm^2，蓝色箭头）；E：En face OCT 图像上显示的脉络膜空洞（面积为 7.85mm^2，红色箭头）；F：EDI－OCT 显示视乳头旁脉络膜空洞的整个轮廓（黄色箭头），与 A 中的绿虚线区域对应；G：根据 F 中的 EDI－OCT 图像，在视乳头旁脉络膜空洞区域的上方发现视网膜神经纤维变薄（红色圆圈）；H：左眼 B 超提示视乳头旁脉络膜空洞（红色箭头）和 ONH（绿色箭头）相连，此外，可见塌陷孔结构（蓝色箭头），与 A 表现一致；I：视野检查提示与生理盲点相连的暗点缺损（红色箭头），与 A 和 H 中的视乳头旁脉络膜空洞的位置一致。

图 9－1　视乳头旁空洞和塌陷孔的多模影像

病例分析

病理性近视（高度近视）眼通常伴有视神经乳头和周围组织的特征性形态变化。近视弧是病理性近视眼中最常见的眼底变化。近年来，部分学者在病理性近视眼中观察到视乳头旁脉络膜空洞及塌陷孔。有文献报道，高度近视眼中视乳头旁脉络膜空洞的发病率在 10% 左右。然而，视乳头旁脉络膜空洞并不仅发生在高度近视眼中。

笔记

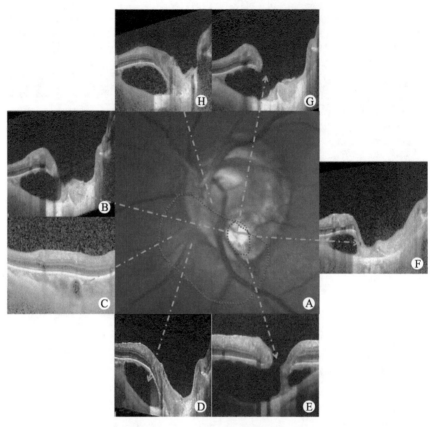

注：A：炫彩成像；B ~ H：对应位置的 EDI – OCT 成像。

图 9 – 2　视乳头旁脉络膜空洞和塌陷孔的 OCT 剖面图

　　Freund 等首先使用 OCT 描述了视乳头旁脉络膜空洞。视乳头旁脉络膜空洞（peripapillary intrachoroidal cavitation）是一种橙黄色病变，被认为是一种稳定的病变结构，通常不会引起视力障碍。只在罕见的患者中，可能会出现黄斑区脱离而造成视功能损害。然而，在 OCT 上表现为视乳头旁橙黄色的病灶并不总提示脉络膜劈裂或者空洞。Toranzo 等重新评估了这些病变，观察到被正常 RPE 层及视网膜神经上皮层覆盖的脉络膜内低反射区。视乳头旁的视网膜组织逐渐下沉到脉络膜巩膜腔并伴随着视网膜孔洞的形成和后部玻璃体塌陷，被称为近视性视乳头旁塌陷孔（myopic peripapillary sinkhole）。

笔记

关于视乳头旁脉络膜空洞发病机制的一个假说是视乳头（ONH）周围巩膜扩张，后部葡萄肿形成及随后近视圆锥挖掘样改变可能在视神经盘周围引起严重的机械应力，导致视网膜下组织的分裂或空洞形成，主要集中在脉络膜内。

OCT 上脉络膜缺损和视乳头旁脉络膜空洞有可能是同一疾病的不同阶段。视网膜和脉络膜之间通过玻璃体塌陷及异常血管之间形成类似裂隙样的沟通，一些研究者认为这种异常是先天性的。Toranzo 等推测进行性后巩膜葡萄肿破坏脉络膜和视神经之间的限制性胶原组织，导致脉络膜收缩，与视神经边缘分离。紧邻断裂区存在完整的近视弧 – 病变连接膜，因此我们相信真正断裂区是存在的。近视弧和视乳头周围组织在结构上较薄弱，且随着年龄的增长，玻璃体腔内的液体量可能会减少。由于弧斑区内脉络膜缺失导致的营养不良，脉络膜空洞的顶部（视网膜神经纤维层）逐渐的塌陷。此外，进行性视乳头旁葡萄肿可能拉伸和破坏近视弧边缘的组织，视网膜和 RPE 层之间形成黏附以防止断裂延伸到视网膜下。反之，液化的玻璃体逐渐的流入脉络膜组织，促使了裂隙或液体囊袋的形成。Spaide 等也提出近视弧背覆层的损失导致该区域易于变形，巩膜后部斜面可能有助于脉络膜内空洞扩张，进而导致从脉络膜内空洞到玻璃体腔的沟通，允许 IOP 直接施加在巩膜上，而这可能降低组织吸收 IOP 变化的机械压力的能力。Ohno – Matsui K 等研究发现在视乳头旁脉络膜空洞区域，脉络膜比邻近区域增厚，并且视乳头旁脉络膜空洞在年龄较大及眼轴较长的患者中更常见。考虑为随着时间推移，近视性塌陷孔的形成促进后部玻璃体流入巩膜脉络膜凹陷，导致视乳头旁脉络膜变厚和空洞的形成。此外，钙粘蛋白或其他细胞黏附分子也可能在视乳头旁空洞的形成中起到重要作用。

病例点评

　　高度近视后巩膜葡萄肿和近视圆锥塌陷孔均会造成脉络膜空洞和视乳头的融合。

参考文献

1. Yeh S I, Chang W C, Wu C H, et al. Characteristics of peripapillary choroidal cavitation detected by optical coherence tomography. Ophthalmology, 2013, 120: 544 – 552.

2. Fellman R L, Grover D S. Myopic peripapillary sinkhole: prolapse of retinal nerve fiber layer and posterior vitreous into a sclerochoroidal hollow causing peripapillary choroidal thickening and cavitation. Arch Ophthalmol, 2012, 130: 1220 – 1221.

3. Holak S A, Holak N, Holak H M. Peripapillary choroidal cavitation. Ophthalmology, 2014, 121: e6 – 7.

4. Freund K B, Mukkamala S K, Cooney M J. Peripapillary choroidal thickening and cavitation. Arch Ophthalmol, 2011; 129: 1096 – 1097.

5. Spaide R F, Akiba M, Ohno – Matsui K. Evaluation of peripapillary intrachoroidal cavitation with swept source and enhanced depth imaging optical coherence tomography. Retina, 2012, 32: 1037 – 1044.

6. Ohno – Matsui K, Akiba M, Moriyama M, et al. Acquired optic nerve and peripapillary pits in pathologic myopia. Ophthalmology, 2012, 119: 1685 – 1692.

（刘贤洁　华瑞）

010 局限性脉络膜血管瘤伴发脉络膜新生血管一例

病历摘要

患者，女性，46岁。既往HIV感染，出现右眼视力下降伴视物变形6个月。首诊时双眼最佳矫正视力分别为：右眼0.1，左眼1.0。眼底检查见右眼下方及鼻侧粉红色脉络膜肿物伴视网膜下液，累及中心凹（图10-1A）。余双眼前后节未见异常。

眼底荧光素造影检查（FA）提示右眼渗出性视网膜脱离，黄斑中心凹近脉络膜肿物处微小渗出。吲哚菁绿血管造影（ICGA）提示右眼肿瘤内血管及中心凹微小的脉络膜新生血管（CNV）。具有自动实时动态跟踪系统的增强深部成像OCT（EDI-OCT）结果确定右眼局限性脉络膜血管瘤（CCH）的诊断（图10-1D～10-1G）。

患者接受2次PDT治疗，时间间隔为3个月。具体方法为在静脉注射维替泊芬（6mg/m²）15分钟后，应用波长为689nm、直径4.3mm的激光斑多点位照射CCH和CNV区，照射时间为166s，激光功率为50J/cm²。

首次PDT治疗后3个月，CCH部分萎缩，CNV消失（图10-1B，图10-2A～10-2D）。然而在第2次PDT治疗后6个月，ICGA发现中心凹处的CNV复发（图10-2）。遂给予0.05ml雷珠单抗注射

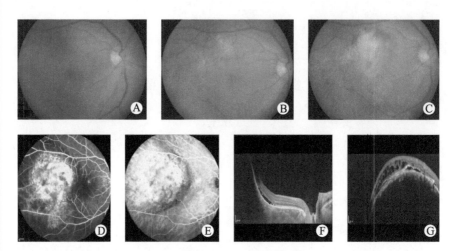

注：A：首诊时右眼底橘红色肿物；B：患眼接受第1次光动力（PDT）治疗后3个月时CCH部分萎缩；C：患眼接受第2次PDT治疗后6个月时黄斑中心凹灰黄色病灶，伴有周围的出血；D：首诊时FFA结果提示右眼渗出性视网膜脱离，黄斑中心凹近脉络膜肿物处微小渗出；E：首诊时ICGA检查结果，提示右眼肿瘤内血管及中心凹微小的CNV；F和G：首诊时EDI-OCT检查结果，其中F提示黄斑部小范围的RPE脱离，G：CCH上方的视网膜水肿和渗出。

图10-1　A～C为右眼的眼底照相

液玻璃体腔内注射2次，时间间隔为1个月。在初次注药后的第3个月，EDI-OCT提示CNV消退，视网膜层间及视网膜下积液消失（图10-2H）。

病例分析

目前，笔者尚未发现HIV感染者同时患有CCH和CNV的其他类似病例报道。同时，依据现有文献资料，单纯CCH（不合并HIV）的患眼在接受PDT治疗亦可出现CNV，但其发生概率很低。例如，在Shields等研究中发现200例CCH患者中仅有3例出现CNV改变。在Nagesha等病例报告中，年轻女性CCH患者在PDT治疗前并未发现CNV，然而同本病例相似的是在第2次PDT治疗后

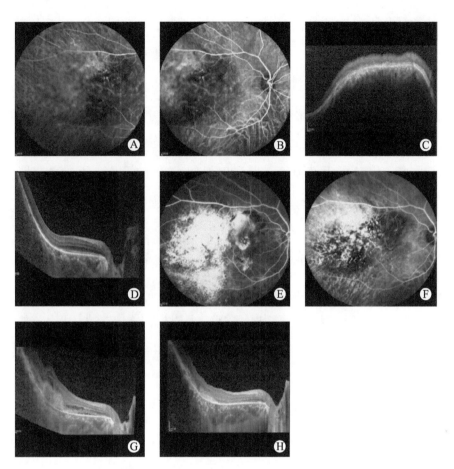

图 10-2 第 1 次 PDT 治疗后 3 个月后 ICGA(A,B)和 EDI-OCT(C,D) 的检查结果显示 CCH 的部分萎缩；第 2 次 PDT 治疗后 6 个月后 FA 检查(E)提示黄斑区渗漏增加，ICGA 检查(F)提示 CNV 进展恶化；EDI-OCT 检查(G)提示下高反射的视网膜下肿物，视网膜内的囊样水肿及视网膜下积液(SRF)。抗血管内皮生长因子(VEGF)治疗后 3 个月 EDI-OCT(H)提示 CNV 消退

出现 CNV，且表现较为活跃，故我们推测 PDT 治疗可能是促进 CNV 发生发展的一个危险因素。

　　Wright 等学者认为 CNV 可能是 HIV 患者免疫修复性葡萄膜炎（immune recovery uveitis）的一个并发症。免疫修复性葡萄膜炎是指已经存在巨细胞病毒性视网膜炎的 HIV 感染者在接受有效的抗逆转录病毒治疗后，患者的免疫功能改善导致原有的眼内炎症加重，其特点是前段和玻璃体的炎性反应。由于缺乏年龄相关性黄斑病变（AMD）的典型表现，本例患者中的 CNV 很可能与 CCH、PDT 的治疗及 HIV 感染有关。

我们分析本病例中 CNV 的产生可能有以下几方面的原因：

1. CCH 和 CNV 都起源于脉络膜血管，均包含混杂的海绵状毛细血管。CCH 的毛细血管渗漏可以促使 CNV 的形成。因为血浆脂蛋白和纤维蛋白渗漏有利于形成血管内皮细胞生长和迁移的胶冻样环境。

2. 在 CCH 患者中，由于轻微的炎症及慢性缺血，可以刺激血管内皮生长因子的释放，加速 CNV 的发生发展。

3. 视网膜色素上皮细胞（RPE）可以通过分泌抑制因子（如转化因子 B，色素上皮衍生因子），进而促进新生血管成熟化，来抑制 CNV 发生。然而，在 PDT 治疗后可以引起轻微的 RPE 改变和光感受器丢失，REP 的破坏和缺氧刺激了 VEGF 的释放，减少了抑制因子的分泌；PDT 后激光导致的瘤体坏死和 VEGF 释放也可以引发 CNV；前后 2 次的 PDT 治疗加重了黄斑部的缺血，亦可促进 CNV 的生长。

4. 巨细胞病毒慢性感染可以引起炎症因子的过度释放，这可能是促使干性 AMD 发展成为湿性 AMD（产生新生血管）的一个危险因素。同样，我们可以认为巨细胞病毒慢性感染相关炎性因子亦是本病例中 CNV 生长的促进因素。

5. 外源性 HIV - 1 反式激活蛋白 Tat 可以改变 RPE 细胞间的紧密连接的完整性及功能。

6. 在 CCH 发病过程中伴随的视网膜退行性变化过程也可能导致 CNV 的发生发展。

7. Fowler 等研究发现用于治疗阻断 HIV 复制的核苷逆转录酶

抑制剂（NRTIS）可以同时抑制 Alu RNA（一种内源性逆转录因子），而 Alu RNA 可以激活 P2X7 和 NLRP2 炎性复合体，导致 RPE 细胞的死亡。本病例的患者并未应用 NRTIS 等抗 HIV 药物治疗，推测过量的 Alu RNA 激活炎性复合体加速了 RPE 损伤和 CNV 的产生。

在 Nagesha 等的研究报告中 CCH 患者在 PDT 治疗 2 次后发生 CNV，其研究团队给予两次玻璃体腔内注射雷珠单抗治疗，并且在 18 个月的随访中并未发现 CNV 的复发。不过也有连续应用 9 次玻璃体腔内注射雷珠单抗治疗相关报告。因此该患者临床治疗的稳定性还需要进一步的随访观察。

病例点评

CNV 的确切形成机制还存在争议，目前抗 VEGF 被认为是治疗 CCH 相关性 CNV 的有效方法。

参考文献

1. Shields C L, Honavar S G, Shields J A, et al. Circumscribed choroidal hemangioma: Clinical manifestations and factors predictive of visual outcome in 200 consecutive cases. Ophthalmology, 2001, 108: 2237 – 2248.

2. Chokkahalli K Nagesha, Jaydeep Avinash Walinjkar, Vikas Khetan. Choroidal neovascular membrane in a treated choroidal hemangioma. Indian J Ophthalmol, 2016, 64 (8): 606 – 608.

3. Wright M E, Suzman D L, Csaky K G, et al. Extensive retinal neovascularization as a late finding in human immunodeficiency virus – infected patients with immune recovery uveitis. Clin Infect Dis, 2003, 36: 1063 – 1066.

4. Weis S M, Cheresh D A. Pathophysiological consequences of VEGF – induced

vascular permeability. Nature, 2005, 437: 497 - 504.

5. Querques G, Forte R, Querques L, et al. Intravitreal ranibizumab for choroidal neovascularization associated with circumscribed choroidal haemangioma. Clin Experiment Ophthalmol, 2011, 39: 916 - 918.

6. Barbazetto I, Schmidt - Erfurth U. Photodynamic therapy of choroidal hemangioma: two case reports. Graefes Arch Clin Exp Ophthalmol, 2000, 238: 214 - 221.

7. Miller D M, Espinosa - Heidmann D G, Legra J, et al. The association of prior cytomegalovirus infection with neovascular age - related macular degeneration. Am J Ophthalmol, 2004, 138: 323 - 328.

8. Bai L, Zhang Z, Zhang H, et al. HIV - 1 Tat protein alter the tight junction integrity and function of retinal pigment epithelium: an in vitro study. BMC Infect Dis, 2008, 8: 77.

9. Fowler B J, Gelfand B D, Kim Y, et. al. Nucleoside reverse transcriptase inhibitors possess intrinsic anti - inflammatory activity. Science, 2014, 346 (6212): 1000 - 1003.

10. Querques G, Forte R, Querques L, et al. Intravitreal ranibizumab for choroidal neovascularization associated with circumscribed choroidal haemangioma. Clin Experiment Ophthalmol, 2011, 39: 916 - 918.

（刘贤洁　华瑞）

011 继发于息肉状脉络膜血管病变的突破性玻璃体出血一例

病历摘要

患者，女性，32岁，以"右眼视力下降10天"为主诉入院。

现病史：10天前无明显诱因出现右眼视力下降，曾在外院诊断"黄斑出血"未治疗，近来病情无好转，无眼痛头痛，不伴畏光流泪。既往健康。否认高血压或糖尿病病史。

眼科查体：Vod：0.04，Vos：1.0。双眼眼前节未见异常，眼底：右眼后极部及颞侧视网膜色素上皮下出血约8PD，隆起。黄斑区可见橘红色病灶，伴视网膜神经上皮下出血。左眼黄斑区色素脱失改变。辅助检查：右眼OCT示色素上皮脱离伴黄斑区神经上皮下出血，双层征（＋）。左眼黄斑区挖掘状凹陷（图11-1）。

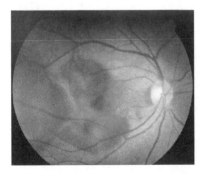 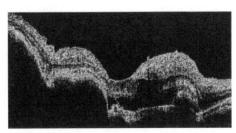

图11-1 右眼眼底彩色照片及OCT

右眼FFA示后极部视网膜下遮蔽荧光，晚期边缘高荧光。

ICGA：早期见病变边缘脉络膜异常血管网，随时间延长渗漏荧光。视盘旁粗大脉络膜血管（图11-2）。

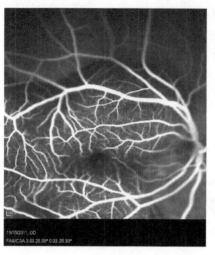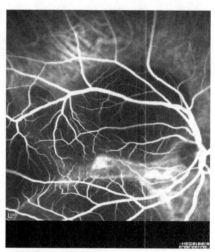

图11-2　右眼FA联合ICGA

诊断：右眼IPCV（特发性息肉状脉络膜血管病变）。诊断依据：1. 视网膜下橘红色结节状病灶；2. 自发性大量视网膜下出血；3. 出血性PED；4. ICGA显示异常脉络膜分支血管网及多发结节状高荧光病灶

治疗方案：右眼PDT+抗VEGF联合治疗。依据PCV治疗指南：1. BVN及息肉病灶均有渗漏；2. 与PED相关的视网膜下积液或渗出；3. ICGA表现介于PCV和CNV之间。

病情进展：一个月后患者诉视力下降，视物变暗。查体：Vod：FC/20cm，前节未见炎症，玻璃体混浊积血，集中于后部，视网膜后极部窥不清，可见周边视网膜平伏在位。B超显示黄斑区出血性视网膜脱离。玻璃体出血（图11-3）。继续抗VEGF治疗后随诊观察，3个月后玻璃体积血明显吸收，视力恢复至0.05，可见视网膜下纤维瘢痕病变形成。

笔记

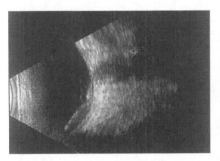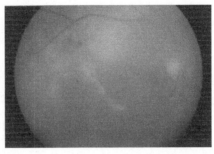

图 11 -3　右眼 B 超及眼底照相

病例分析

　　特发性息肉状脉络膜视网膜病变是湿性年龄相关性黄斑变性（w – AMD）的特殊类型，有明显的种族聚集性，非洲黑色人种及亚洲黄色人种发病率明显高于平均水平。有部分 IPCV 患者会发生脉络膜异常血管网压力增大并发生突破性出血倾向，出血首先集聚于视网膜色素上皮下，造成典型的类圆形视网膜下出血改变，更多的脉络膜出血会导致出血突破色素上皮至神经上皮下，进而渗透突破整个视网膜进入玻璃体腔，造成患者的视力进一步丧失，光动力疗法（PDT）及抗 VEGF 治疗均为 PCV 的有效治疗手段，但存在诱发出血加重的风险。有文献显示约 20% 的 PCV 患者在 PDT 治疗后发生玻璃体出血。抗 VEGF 治疗可能会减少黄斑下出血或突破性玻璃体出血造成的视网膜损伤，少量的突破性玻璃体出血可以在抗 VEGF 基础上选择随诊观察，由于无法完全吸收浓缩而永久影响患者视功能并且存在新生血管性青光眼的风险，大量的突破性玻璃体出血是玻璃体切割术的适应证，可以在联合抗 VEGF 治疗同时清除玻璃体积血。

笔记

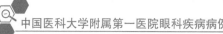
病例点评

　　该患者为年轻女性患者，年龄上与年龄相关性黄斑变性不符，但根据其典型的眼底改变和 FA/ICGA 表现可以确诊。由于患者妊娠刚结束的特殊体质时期，有可能与发病年龄提前有关系。而治疗上提示我们，所有 PCV 的患者都有发生突破性出血的可能，需要与患者充分交待病情，积极治疗。

参考文献

1. Yannuzzi L A, Sorenson J, Spaide R F, et al. Idiopathic polypoidal choroidal vasculopathy（IPCV）. Retina, 1990, 10（1）: 1 – 8.

2. Kleiner R C, Brucker A J, Johnston R L. The posterior uveal bleeding syndrome. Retina, 1990, 10（1）: 9 – 17.

3. Sho K, Takahashi K, Yamada H, et al. Polypoidal choroidal vasculopathy: incidence, demographic features, and clinical characteristics. Arch Ophthalmol, 2003, 121（10）: 1392 – 1396.

4. Kwok A K, Lai T Y, Chan C W, et al. Polypoidal choroidal vasculopathy in Chinese patients. Br J Ophthalmol, 2002, 86（8）: 892 – 897.

5. Cho H J, Lee D W, Cho S W, et al. Hemorrhagic complications after intravitreal ranibizumab injection for polypoidal choroidal vasculopathy. Can J Ophthalmol, 2012, 47（2）: 170 – 175.

6. Hirami Y, Tsujikawa A, Otani A, et al. Hemorrhagic complications after photodynamic therapy for polypoidal choroidal vasculopathy. Retina, 2007, 27（3）: 335 – 341.

7. Jung J H, Lee J K, Lee J E, et al. Results of vitrectomy for breakthrough vitreous hemorrhage associated with agerelated macular degeneration and polypoidal choroidal vasculopathy. Retina, 2010, 30（6）: 865 – 873.

笔记

8. Lincoff H, Madjarov B, Lincoff N, et al. Pathogenesis of the vitreous cloud emanating from subretinal hemorrhage. Arch Ophthalmol, 2003, 121（1）：91－96.

9. Googe J M, Hirose T, Apple D J, et al. Vitreous hemorrhage secondary to age － related macular degeneration. Surv Ophthalmol, 1987, 32（2）：123－130.

10. Roufail E, Polkinghorne P J. Combined cataract surgery and vitrectomy for vitreous haemorrhage secondary to agerelated macular degeneration. Clin Exp Ophthalmol, 2008, 36（1）：36－38.

（谷峰　李军　孙鹏）

012　蛇毒性视神经炎一例

病历摘要

患者，男性，65 岁，以"左眼视力下降 20 余天"为主诉入院。患者 1 个月前被蛇咬伤，未诊治，10 天后出现视力下降，未伴随畏光、流泪，无眼痛头痛。全身无任何不适主诉。

查体：Vod：0.15；Vos：0.01。双眼无充血，角膜透明，KP（－），前房清，房水细胞（－），房闪（－），周边前房深度＜1/4CT，右眼瞳孔直径 3mm，光反应（＋），左眼瞳孔直径 5mm，光反应迟钝，RAPD 左（＋），双眼晶状体混浊，核硬度 2 级，左眼玻璃体细胞 1＋，视盘色淡界不清，隆起水肿，黄斑区视网膜无水肿，视网膜血管走形正常，视网膜未见脱离。眼压：OD：13mmHg，OS：16mmHg。

辅助检查：双眼视野：双眼环形视野缺损，中央视野存在；视觉诱发电位：P100：OD 103ms，OS 117ms，振幅：OD 5.72uV，OS 2.65uV；双眼B超：双眼玻璃体混浊；双眼OCT：双眼视乳头水肿，左眼重，玻璃体可见炎性细胞，黄斑区视网膜内见多发点状高反射病变；双眼视神经纤维厚度。（图12-1）（RNFL）：双眼视神经纤维层变薄；MR：颅内多发小缺血灶，垂体饱满，蝶窦处炎症/占位病变。

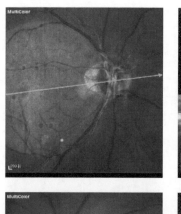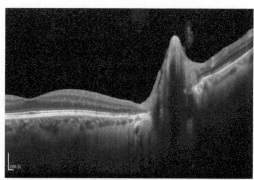

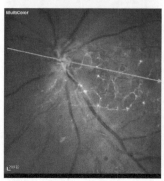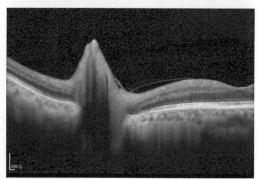

图 12-1　双眼炫彩 SLO 眼底照相及 OCT

诊断：双眼视神经炎（蛇毒性）。

治疗：局部激素（双眼球周注射地塞米松），营养神经治疗（甲钴胺，胞磷胆碱口服）。

随访：1个月后复查，Vod：0.15；Vos：0.06。双眼视乳头水肿减轻，玻璃体细胞消失，视觉诱发电位：P100：OD 106ms，OS

105ms，振幅：OD 5.92uV，OS 5.28uV。视神经纤维层厚度持续降低。

病例分析

　　毒蛇在世界分布广泛，尤其在热带国家多见。世界卫生组织报道每年大约有两百五十万毒蛇咬伤病例，而在印度每年有近六万被蛇咬伤病例。蛇咬伤可以导致神经或者血液系统功能障碍，眼部表现包括闭角型青光眼，视神经炎，眼外肌麻痹，玻璃体出血等。蛇咬伤后视神经炎较为少见，文献仅有个例报道，半数患者在咬伤发生后1周眼部发病。可能的发病原因包括蛇毒毒性反应，抗蛇毒血清的过敏反应，严重毛细血管损伤和出血。类似于其他视神经炎，糖皮质激素可以减轻视神经水肿和免疫损伤而成为主要治疗手段。相对于未使用糖皮质激素病例，多数病例在早期接受激素治疗后视力恢复速度加快。已经开始有过敏反应较轻的纯化抗蛇毒血清被研制开发，可能有助于减少蛇毒性视神经炎的发病率。此病例患者被乌苏里蝮蛇咬伤，该蛇学名：Gloydius ussuriensis，英文名：Ussuri Mamushi，中文俗名：白眉蝮、土球子。分布于辽宁、吉林、黑龙江、俄罗斯远东地区与朝鲜半岛等，多见于平原、浅丘或低山的杂草、灌丛、林缘、田野或石堆中，是我国东北山区较为常见的毒蛇。该患者住在山区，在山间劳作时被蛇咬伤数次，导致双眼视神经炎和视神经萎缩并存。通过早期糖皮质激素治疗，视神经水肿较重眼得到了显著的视力提升和视觉诱发电位的好转，证实了糖皮质激素的治疗作用。

病例点评

该病例非常罕见，患者反复被毒蛇咬伤，出现双眼的视神经和视网膜毒性损伤，提示我们临床病史的重要性。同时，如果患者在基础医疗单位能够及时做抗蛇毒血清治疗有可能会预防或减轻病情。

参考文献

1. Praveen Kumar K V, Praveen Kumar S, Nirupama Kasturi, et al. Ocular Manifestations of Venomous Snake Bite over a One – year Period in a Tertiary Care Hospital Korean J Ophthalmol, 2015, 29（4）：256 – 262.

2. Osman Okan Olcaysu, Kenan Cadirci, Ahmet Altun, et al. Unilateral Optic Neuropathy and Acute Angle – Closure Glaucoma following Snake Envenomation Case. Ophthalmological Medicine Volume, 2015, 4.

3. V Menon, R Tandon, T Sharma. A Gupta Optic neuritis following snake bite. Indian J Ophthalmol, 1997, 45（4）：236 – 237.

4. Nigam P, Tandon V K. Snake bite：a clinical study. Indian J Med Sci, 1973, 27：697 – 704.

5. Chopra P C. Optic neuritis after cobra bite. Indian Med Gaz, 1939, 74：420.

6. Sullivan Jr J B. Past, present and future immunotherapy of snake venom poisoning. Ann Emerg Med, 1987, 16：93844.

7. Theakston R D. New techniques in antivenom production and active immunization against snake venom. Trans R Soc Trop Med Hyg, 1989, 83：43335.

（孙鹏）

013 双眼牵拉性视网膜脱离一例

病历摘要

患者，女性，61岁，以"左眼视力下降2个月，加重3天"为主诉入院。

既往史：无诱因左眼视物模糊，曾于当地诊断"双眼视网膜静脉阻塞"并行双眼全视网膜激光光凝术，3天前左眼视力下降加重。眼部疾病史：双眼慢性泪囊炎，右眼泪道置管术后；全身疾病史：高血压4年；颈动脉狭窄1年；肺结核10年（痊愈）。无家族史，无吸烟史，无饮酒史。

查体：Vod 0.6，Vos HM，双眼角膜清，KP（－），前房清，常深，晶状体混浊，2＋NS；眼底见双眼玻璃体腔内及视网膜前纤维增殖条索，牵拉右眼周边视网膜脱离，左眼视网膜全脱离，双眼视网膜可见视网膜激光光凝斑。冲洗泪道双眼脓性分泌物反流。

辅助检查：眼底照相示双眼视网膜脱离，纤维增殖病变（图13-1）。B型超声示双眼视网膜脱离（图13-2）。

诊断：双眼牵拉性视网膜脱离；双眼年龄相关性白内障；双眼视网膜激光光凝术后（视网膜静脉阻塞？）；双眼泪道闭锁，慢性泪囊炎。治疗方案：择期性双眼玻璃体切割视网膜复位术；术前控制泪囊炎（患者经眼整形组会诊后发现双眼泪囊闭锁，因双眼视网膜脱离无法进行较长时间的治疗，决定给予双眼泪囊摘除术）。

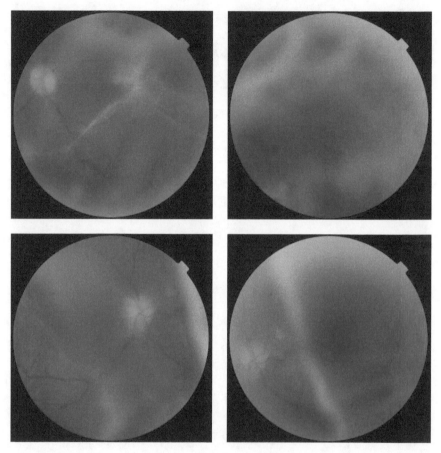

图 13 -1　双眼眼底照相

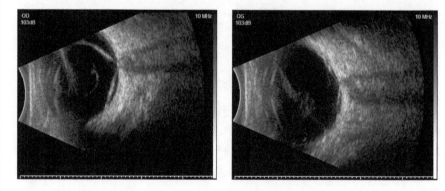

图 13 -2　双眼 B 型超声

患者玻璃体切割术中发现视网膜周边多处视网膜激光斑，视网膜萎缩严重至全层缺损，继发萎缩孔并有纤维增殖膜相连，牵拉视网膜脱离。术中补充诊断：双眼增殖性玻璃体视网膜病变，双眼视网膜激光继发视网膜裂孔。回顾患者既往治疗和检查资料发现在进行全视网膜激光光凝后短期内 OCT 出现局部视网膜渗出脱离改变，证实了激光斑强度过大，造成部分视网膜严重萎缩继发裂孔（图 13 - 3）。

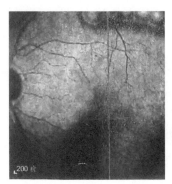 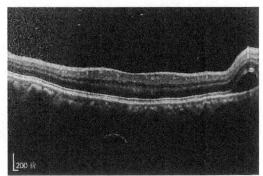

图 13 - 3　左眼 OCT

📑 病例分析

　　自 20 世纪 60 年代哈佛医学院约瑟琳糖尿病中心眼科开展视网膜激光光凝治疗糖尿病性视网膜病变以来，全视网膜激光光凝成为控制严重糖尿病性视网膜病变的重要治疗手段并应用于众多缺血性视网膜疾病如静脉阻塞、静脉周围炎、早产儿视网膜病变等。视网膜激光的光斑分级采用视网膜反应和病理改变结合的分级方法，不同疾病的治疗强度不同。过强的视网膜激光会造成渗出性视网膜脱离，脉络膜渗漏，黄斑水肿，甚至视网膜裂孔继发视网膜脱离，而过弱的激光又无法达到有效的疾病控制，因此要求临床医生掌握激光适应证及治疗方法。其他视网膜激光的并发症包括术中不适感和疼痛感,术后视野损失,颜色视觉和暗适应减退。近年来视网膜激光的进展包括多点光凝、阈下光凝、微脉冲光凝等,可以使用较少的激光能量达到治疗效果,减少了术后的并发症。

病例点评

该病例对我们的警示意义要远大于治疗指导意义。由于眼底激光治疗日益推广,基层医疗单位开展激光治疗意义重大并需要大力支持,对全面健康的实现具有重要作用,谨慎开展并正确掌握激光治疗适应证和治疗规范尤为重要。

本病例另一特殊之处是患者患有慢性泪囊炎,由于视网膜脱离手术的紧迫性,无法进行更积极的治疗如泪囊鼻腔吻合术而只能选择泪囊摘除术来防止内眼手术的感染,提示我们在日常的临床工作中需要更为积极的治疗慢性感染性泪道疾病,以避免任何意外需要内眼手术的情况。

参考文献

1. Shivani V. Reddy & Deeba Husain Panretinal Photocoagulation: A Review of Complications, Seminars in Ophthalmology, 2018, 33 (1): 83 – 88.

2. Alasil T, Waheed N K. Pan retinal photocoagulation for proliferative diabetic retinopathy. Curr Opin Ophthalmol, 2014, 25 (3): 164 – 170.

3. Zhu Y, Zhang T, Wang K, et al. Changes in choroidal thickness after panretinal photocoagulation in patients with type 2 diabetes. Retina. 2015, 35 (4): 695 – 703.

4. Liang J C, Huamonte F U. Reduction of immediate complications after panretinal photocoagulation. Retina, 1984, 4 (3): 166 – 170.

5. Azar G, Wolff B, Cornut P L, et al. Serous retinal detachment following panretinal photocoagulation (PRP) using Pattern Scan Laser (PASCAL) photocoagulator. Gms Ophthalmology Cases, 2012, 2: Doc01.

6. Mainster M A. Decreasing retinal photocoagulation damage: Principles and techniques. Semin Ophthalmol, 1999, 14 (4): 200 – 209.

7. Su D, Hubschman J. A review of subthreshold micropulse laser and recent advances in retinal laser technology. Ophthalmol Ther, 2017, 6: 1 – 6.

（李军 孙一洲 孙鹏）

014. 双眼特发性色素上皮脱离一例

病历摘要

患者，男性，65 岁，以"双眼视力下降 1 年余，加重 1 个月"为主诉入院。无诱因出现双眼视力下降 1 年，否认全身疾病。查体：全身查体未见异常。视力，Vod：0.2（矫正），Vos：0.12（矫正）。双眼眼前节：未见明显异常，初发期白内障，眼底：视盘色正界清，后极部类圆形视网膜隆起病灶约 3PD，灯笼现象 +，未见出血及其他视网膜下病灶。眼压正常（图 14 - 1）。OCT 示双眼黄斑区色素上皮高度隆起脱离，伴视网膜下积液及硬性渗出（图 14 - 2）。FFA 联合 ICGA 示遮蔽荧光，未见荧光渗漏及明显血管异常（图 14 - 3）。

诊断： 双眼特发性浆液性视网膜色素上皮脱离。

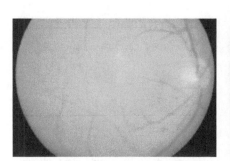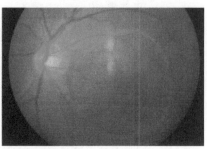

图 14-1　双眼眼底照相

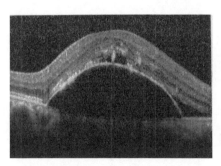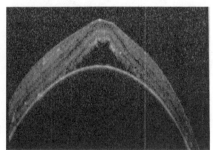

图 14-2　双眼 OCT

治疗：双眼全剂量光动力治疗（PDT）。术后 1 个月，Vod：0.4，Voss：0.2。OCT 示视网膜厚度降低，色素上皮下积液吸收明显（图 14-4，图 14-5）。

病例分析

视网膜色素上皮脱离（PED）多见于老年患者，与多种眼底视网膜疾病如中心性浆液性脉络膜视网膜病变（CSCR）、息肉状脉络膜血管病变（PCV）及年龄相关性黄斑变性（AMD）。患者通常伴有中重度视力下降，伴视物变形。有学者将视网膜色素上皮脱离分为三个类型：1 型：PCV 相关性视网膜色素色素上皮脱离：见于PCV 并发；2 型：血管性浆液性视网膜色素上皮脱离：血管造影可

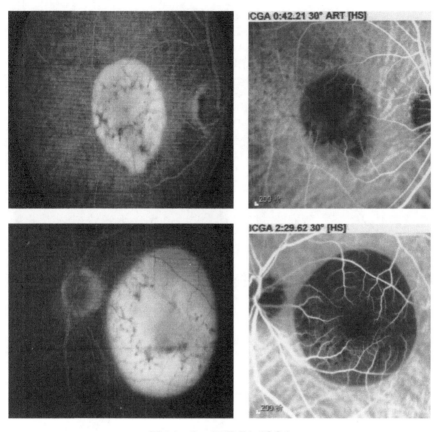

图 14 -3 双眼 FA/ICGA

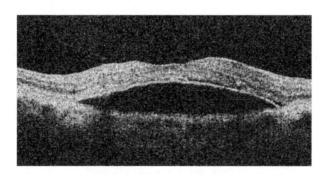

图 14 -4 右眼术后 OCT

见脉络膜新生血管膜；3 型：无血管型色素上皮脱离：FA 及 ICGA 上均无新生血管，直径大约 $500\mu m$。三种类型的自然病程都可能在几个月内发生病灶增大，后期病灶退化伴色素上皮萎缩、盘状瘢痕

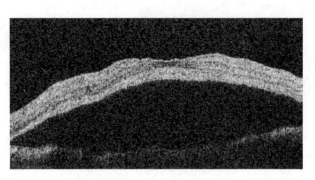

图 14 - 5　左眼 OCT

及色素上皮撕裂。所有类型 PED 均有报道光动力治疗有效。此例患者视网膜色素上皮脱离未见有明显新生血管，可以诊断为无血管型 PED，在 PDT 治疗后明显好转。

📋 病例点评

视网膜色素上皮脱离是常见的眼底黄斑疾病体征，通常需要针对原发疾病治疗。但是，特发大面积的 PED 在临床治疗是较为棘手的，在抗 VEGF 治疗时代仍然很难达到完全缓解，而联合光动力治疗会在部分患者起到良好的效果。另外在临床诊断中要特别注意与 PCV 的鉴别诊断，并且需要定期随访，跟踪患者的病情变化。

参考文献

1. Bird A C, Marshall J. Retinal pigment epithelial detachments in the elderly. Trans Ophthalmol Soc UK, 1986, 105: 674 - 682.

2. Chuang E L, Bird A C. Bilaterality of tears of the retinal pigment epithelium. British Journal of Ophthalmology, 1988, 72 (12): 918 - 920.

3. Frederick A R J, Morley M G, Topping T M, et al. The appearance of stippled retinal pigmentepithelial detachments. A sign of occult choroidal neovascularization in age - related macular degeneration. Retina, 1993, 13: 3 - 7.

4. Kunze C, Elsner A E, Beausencourt E, et al. Spatial extent of pigment epithelial

笔记

detachments in age – related macular degeneration. Ophthalmology, 1999, 106:
1830 – 1840.

5. Ahuja R M, Stanga P E, Vingerling J R, et al. Polypoidal choroidal vasculopathy in
exudative and haemorrhagic pigment epithelial detachments. Br J Ophthalmol, 2000,
84: 479 – 484.

6. Pauleikhoff D, Löffert G, Spital M, et al. Lommatzsch Pigment epithelial
detachment in the elderly Clinical differentiation, natural course and pathogenetic
implications Graefe's Arch Clin Exp Ophthalmol, 2002, 240: 533 – 538.

（谷峰　孙鹏）

015　伪装综合征一例

病历摘要

患者，女性，52 岁，以"右眼视力下降 9 天"为主诉来诊。

现病史：患者半个月前上山干活时被树枝碰伤右眼，当时眼
红，无视力下降，无眼痛，9 天前右眼视力下降，眼前漂浮黑影。
当地诊为"右眼玻璃体出血"治疗无好转。

既往史：左眼视力下降两年。

家族史：无。既往健康，否认糖尿病、高血压病史。

查体：Vod：0.4；Vos：0.12（矫正不应）。双眼结膜充血
（ - ），右眼未见任何创口，KP（ - ），房水细胞（ - ），房闪（ - ），
瞳孔等大正圆，晶状体轻度混浊，1 + NS。眼底：右眼玻璃体少量
积血，玻璃体细胞 1 + ，颞侧及下方玻璃体雪球样混浊物（ + ），视

盘色正界清，黄斑区正常，颞侧视网膜见白色圆点状病变，约1/4PD，边界不清。左眼黄斑区异常反光，视网膜血管扭曲。辅助检查：双眼 FFA 示右眼玻璃体混浊，视网膜血管循环时正常，颞侧见局灶视网膜高荧光病灶，周围血管荧光渗漏（图 15 - 1）。

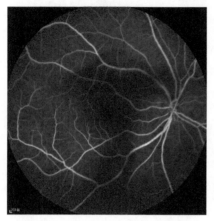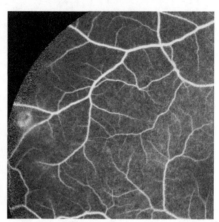

图 15 - 1　右眼 FA

诊断：右眼玻璃体积血，右眼中间 + 后部葡萄膜炎，左眼黄斑前膜。

治疗：1. 地塞米松 3mg 右眼 Sub - Tenon 注射 qd × 3 天；2. 塞来昔布口服；3. 风湿免疫科会诊：风湿因子及风湿抗体阴性，感染指标正常。

门诊一周后复诊：诉视力下降，黑影增多。查体：Vod：0.08（矫正不应）。左眼前节查体同前，玻璃体细胞 2 + ，后部玻璃体混浊加重。视盘色正界欠清，颞侧及下方视网膜前白色混浊病变较前加重。（图 15 - 2，图 15 - 3）修订诊断：右眼球内异物？右眼外源性眼内炎。

治疗：球内注射两性霉素 B/万古霉素；取玻璃体液送检病原学检查；收住院全身抗感染治疗（头孢哌酮）；入院后眼内感染控制不佳，予以左眼玻璃切割术，玻璃体多处白色团块状细胞聚集。术中取出 1mm 细小棘刺状异物（图 15 - 4）。

笔记

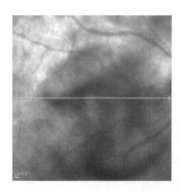
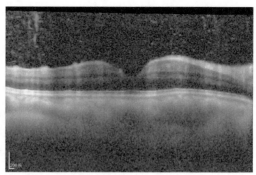

图 15 -2　右眼黄斑 OCT

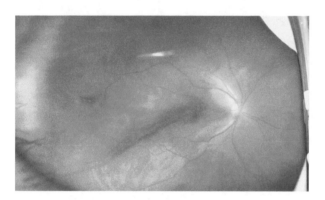

图 15 -3　右眼全视网膜照相

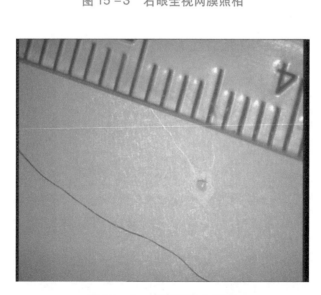

图 15 -4　术中取出之异物

病例分析

对于治疗无反应或者病情反复的葡萄膜炎病例，及时转变思维，需要鉴别诊断伪装综合征，包括感染性眼内炎，眼内恶性肿瘤。农村环境的眼球穿通伤大约有30%患者发生感染性眼内炎，其中真菌性眼内炎占10%~15%。真菌性眼内炎病原菌主要有三大类：霉菌（曲霉菌等）、酵母菌（白色念珠菌、隐球菌等）和双相真菌（组织胞浆菌等）。真菌性眼内炎最常见于内源性感染、糖尿病患者、免疫缺陷、长期置管患者、激素治疗、酗酒、恶性肿瘤等都是高危因素。外源性真菌性眼内炎主要见于外伤或手术后，热带地区真菌性眼内炎发生率甚至达到20%。常规方法病原检出率低，病史及临床体征非常重要，必要时可以进行试验性治疗，目前 PCR 及 DNA 诊断可以大大提高病原检出率，而 BDG 检测同样可以得到较高的阳性率。治疗药物主要为两性霉素 B 和氟康唑，全身及玻璃体腔注射。当玻璃体中重度混浊时可以考虑玻璃体切割术清除眼内病原体及炎症细胞。通常霉菌导致的眼内炎预后最差，酵母菌感染由于真菌毒力较弱通常可以得到控制。

病例点评

该病例病史比较模糊，通过详细的病史追问，实验性治疗及手术标本的确认，使得该患者的危重感染得到控制，预后非常理想。提示我们卫生条件不佳的环境中所有的眼外伤病史都需要重视，遇到治疗无反应的病例及时转变思维非常重要。

参考文献

1. Endophthalmitis Vitrectomy Study Group. Results of the Endophthalmitis Vitrectomy Study：A randomized trial of immediate vitrectomy and of intravenous antibiotics for the treatment of postoperative bacterial endophthalmitis. Arch Ophthalmol, 1995, 113 (12)：1479 – 1496.

2. Lemley, Craig A, Han, et al. Endophthalmitis：A Review of Current Evaluation and Management. Retina, 2007, 27 (6)：662.

3. Essman T F, Flynn H W Jr, Smiddy W E, et al. Treatment outcomes in a 10 – year study of endogenous fungal endophthalmitis. Ophthalmic Surg Lasers, 1997, 28 (3)：185 – 94.

4. Klotz S A, Penn C C, Negvesky G J, et al. Fungal and parasitic infections of the eye. Clin Microbiol Rev, 2000, 13 (4)：662 – 85.

5. Paulus Y M, Cheng S, Karth P A, et al. Prospective trial of endogenous fungal endophthalmitis and chorioretinitis rates, clinical course, and outcomes in patients with fungemia. Retina, 2015, 36 (7)：1357.

6. Anand A, Madhavan H, Neelam V, et al. Use of polymerase chain reaction in the diagnosis of fungal endophthalmitis. Ophthalmology, 2001, 108 (2)：326 – 330.

7. Sakai T, Kohzaki, Watanabe, et al. Use of DNA microarray analysis in diagnosis of bacterial and fungal endophthalmitis. Clinical Ophthalmology, 2012, 6 (1)：321.

8. Gross J G. Endogenous Aspergillus – induced endophthalmitis. Successful treatment without systemic antifungal medication. Retina, 1992, 12 (4)：341 – 345.

9. Das T, Sharma S, Hyderabad Endophthalmitis Research Group. Current management strategies of acute post – operative endophthalmitis. Semin Ophthalmol, 2003, 18 (3)：109 – 115.

10. Witkin A J, Chang, David F, et al. Vancomycin – Associated Hemorrhagic Occlusive Retinal Vasculitis. Ophthalmology, 2017, 124 (5)：583.

（谷峰　孙鹏）

016 先天性小眼球并发葡萄膜渗漏综合征一例

病历摘要

患者，男性，46 岁，以"左眼视力下降，视物遮挡 1 个月"为主诉入院。

现病史：患者于 1 个月前无明显诱因出现左眼视力下降，视物遮挡。无眼痛头痛，无漂浮物及闪光感。否认全身疾病史。右眼低视力 20 余年，未治疗。否认家族史。

查体：Vod：HM，Vos：0.05。双眼结膜无充血，角膜直径横 10mm，垂直径 9mm，前房浅，瞳孔右眼 4mm 左眼 3mm，右眼瞳孔对光反应迟缓，双眼晶状体混浊，3 级核。散瞳后右眼眼底朦胧见视盘。左眼视盘色红界欠清，视网膜血管增粗迂曲，视网膜水肿，下方视网膜泡状隆起脱离，未见视网膜裂孔（图 16 - 1）。眼压：OD 19mmHg，OS 27mmHg。

辅助检查：双眼 UBM 见图，左右眼前房浅，虹膜膨隆前移，根部肥厚，睫状体普遍增厚回声减低，睫状突增粗并前移（图 16 - 2）。

双眼 B 超示玻璃体点片状高回声，条带回声与眼球壁相连（视网膜脱离），脉络膜明显增厚（脉络膜渗漏），球壁增厚（图 16 - 3）。A 超示双眼眼轴 15.4mm。

左眼 FFA 见图：左眼视网膜动静脉循环时间正常，动静脉均

笔记

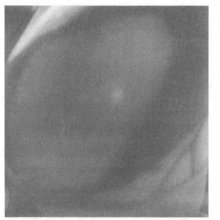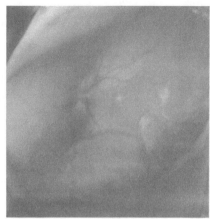

图 16 -1　双眼底照相

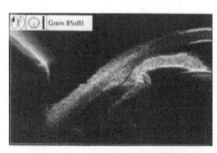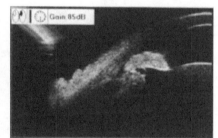
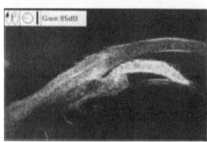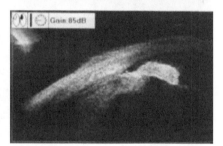

图 16 -2　双眼 UBM

明显增粗迂曲，视网膜水肿伴下方脱离，毛细血管多处扩张伴微动脉瘤（图 16 -4）。

　　诊断：双眼先天性小眼球，双眼葡萄膜渗漏综合征，双眼并发性白内障，双眼渗出性视网膜脱离。诊断依据：双眼角膜小，眼轴短，B 超可见明显脉络膜增厚，FA 可见典型豹纹状改变，视网膜

笔记

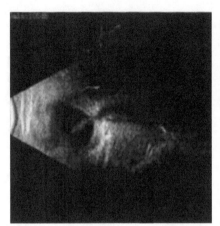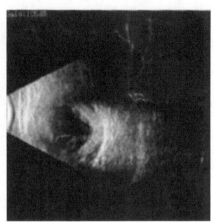

图 16 -3　双眼 B 型超声

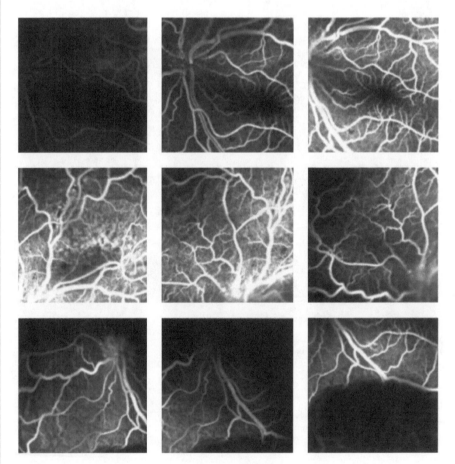

图 16 -4　左眼 FA

循环阻力增大。

治疗：双眼局部糖皮质激素点眼，降眼压药物点眼，球周地塞米松局部注射。择期左眼巩膜开窗减压术。术中简要经过：局部麻醉完成后制全周角膜缘为基底结膜瓣，分离筋膜，直肌挂线，四个象限角膜缘后 6～8mm 制巩膜全层切开，术中可见透明清澈液体由切口流出。缝合结膜瓣。地塞米松 2mg 球周注射。手术顺利（图 16－5）。

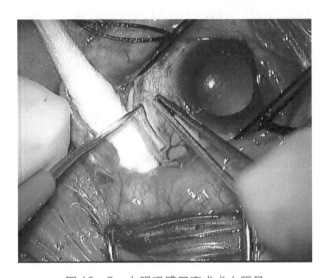

图 16－5　左眼巩膜开窗术术中所见

术后 1 个月，Vos：0.2，左眼前房加深，眼压正常。B 超示视网膜脱离明显好转，脉络膜厚度降低（图 16－6）。

病例分析

葡萄膜渗漏综合征首先于 1963 年被报道，Gass 提出此病病因有可能与患者的巩膜先天发育异常或涡静脉异常有关。增厚的巩膜导致涡静脉回流受阻，巩膜异常也使白蛋白透过性降低而导致脉络膜高渗透压。该病常见于中年男性患者。根据病因可分为三种类

笔记

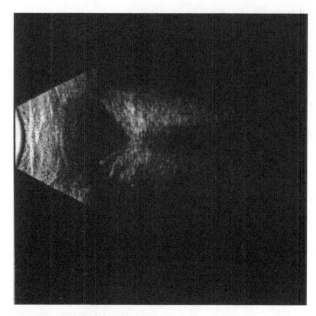

图 16-6　左眼术后 B 型超声

型：小眼球型；非小眼球巩膜异常型；非小眼球巩膜正常型。小眼球伴巩膜异常增厚的患者手术效果较好。鉴别诊断包括脉络膜黑色素瘤、VKH 综合征、脉络膜炎、后部巩膜炎、中心性浆液性视网膜脉络膜病变、转移癌等。治疗主要通过手术进行巩膜开窗涡静脉减压。玻璃体切割术对于非小眼球型葡萄膜渗漏有效。全身糖皮质激素并无明显效果。83% 的患者在一次巩膜开窗术后病情得到控制，而叠加第二次巩膜开窗术可以治愈 96% 的患者。56% 患者视力术后提高两行或两行以上。

病例点评

　　葡萄膜渗漏综合征常常被误诊为原发孔源性视网膜脱离，并导致错误治疗如巩膜扣带术或者玻璃体切割术，由于发病机制差异，常常导致严重并发症甚至眼球萎缩。此病例提醒我们临床上对于视

笔记

网膜脱离的治疗一定建立在确定诊断的基础上，排除一切可能的解剖，炎症和肿瘤病变。

参考文献

1. Gass J D. Uveal effusion syndrome A new hypothesis concerning pathogenesis and technique of surgical treatment. Retina，1983，3（3）：159 – 163.

2. Uyama M，Takahashi K，Kozaki J，et al. Uveal effusion syndrome：clinical features，surgical treatment，histologic examination of the sclera，and pathophysiology. Ophthalmology，2000，107（3）：441 – 449.

3. Ohkita T，Emi K，Toyoda E，et al. Efficacy of vitreous surgery for uveal effusion syndrome. Nihon Ganka Gakkai Zasshi，2008，112（5）：472 – 475.

4. Elagouz M，Stanescu – Segall D，Jackson T L. Uveal effusion syndrome. Surv Ophthalmol，2010，55（2）：134 – 145.

5. Brockhurst R J. Nanophthalmos with uveal effusion：a new clinical entity. Trans Am Ophthalmol Soc，1974，72：371 – 403.

6. Jackson T L，Hussain A，Salisbury J，et al. Transscleral albumin diffusion and suprachoroidal albumin concentration in uveal effusion syndrome. Retina，2012，32（1）：177 – 182.

7. Matlach J，Nowak J，Göbel W. A novel technique for choroidal fluid drainage in uveal effusion syndrome. Ophthalmic Surg Lasers Imaging Retina. 2013，44（3）：274 – 277.

8. Chan W，Fang – tian D，Hua Z，et al. Diagnosis and treatment of uveal effusion syndrome：a case series and literature review. Chin Med Sci J，2011，26（4）：231 – 236.

（谷峰　李军　孙鹏）

017 点状内层脉络膜病变并发脉络膜新生血管一例

病历摘要

患者，女性，30岁，因"右眼无痛性视力下降1个月，伴视物变形"，于2010年3月9日首诊于我院。

既往史：双眼中度近视。

眼科查体：VOD：0.3，矫正不应，VOS：0.5，矫正1.0。双眼前节无明显异常，眼底视盘色正界清，C/D=0.3，视盘颞侧见萎缩弧，双眼颞侧血管弓内、多发黄白色网膜深层点状病灶，右眼黄斑部见网膜下黄白色瘢痕，伴局部网膜深层出血。双眼压：右13mmHg，左15mmHg。

辅助检查：眼底荧光血管造影（FA）早期（图17-1A）提示右眼黄斑部网膜下高荧光病灶，局部荧光遮蔽，病灶鼻下方新生血管膜（箭头所指位置），晚期（图17-1B）荧光渗漏，眼底吲哚菁绿造影（ICGA）（图17-1C）可见黄斑下病灶轮廓。右眼光学相干断层扫描（OCT）提示视网膜下、色素上皮上病灶，伴周围视网膜下液，局部视网膜增厚，中央视网膜厚度（CRT）281μm（图17-1D）。

诊断：双眼点状内层脉络膜病变（PIC），右眼并发脉络膜新生血管（CNV）。

治疗：2010 年 3 月 15 日于表麻下行右眼贝伐单抗玻璃体腔内注射。

治疗后第 1 天复查前节及玻璃体腔未见炎症反应。治疗后 3 个月复查：VOD：0.4，矫正 0.6。右眼黄斑下可见黄白色瘢痕，网膜深层出血吸收。双眼压：右 12mmHg，左 15mmHg。FA 早期（图 17-1E）仍可见右眼黄斑部网膜下高荧光病灶，晚期（图 17-1F）荧光着染，几乎无渗漏，ICGA 晚期（图 17-1G）无荧光渗漏。OCT 提示视网膜下病灶明显缩小，视网膜下液吸收，CRT 198μm（图 17-1H)。治疗后 12 个月未见复发。

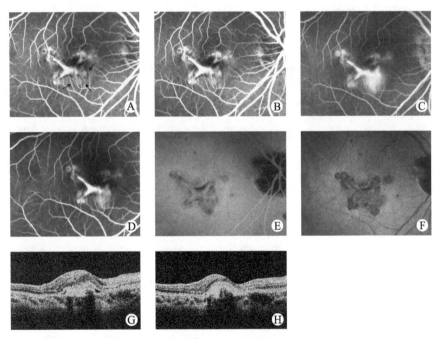

注：A；B；C；D：治疗前眼底荧光血管造影的早期、晚期影像、眼底吲哚菁绿造影、光学相干断层扫描影像；E：F：G：H：治疗后 3 个月的眼底荧光血管造影的早期、晚期影像、眼底吲哚菁绿造影、光学相干断层扫描影像。

图 17-1　贝伐单抗玻璃体腔内注射治疗点状内层脉络膜病变并发脉络膜新生血管

病例分析

PIC 为一种特发性后极部葡萄膜炎，常发生于近视的年轻女性。1984 年，Watzke 等报道了 10 例患者，均表现为多发性、边界清楚的、小的脉络膜病灶，并首次使用 PIC 这一疾病名称。CNV 是引起 PIC 病例视力下降的主要并发症，发生率为 27%～77%。有文献回顾分析了 PIC 并发 CNV 病例共 153 眼，平均随访 5.9 年，57% 的病例视力低于 0.5，26% 的病例视力低于 0.1；另有报道 41.7% 的病例视力最终低于 0.1。

在抗新生血管（anti – VEGF）药物问世之前，治疗 PIC 并发 CNV 的方法主要包括热激光、皮质激素、免疫抑制剂、黄斑下手术及光动力疗法（PDT）。这些疗法均有缺点或局限性，如热激光可致光感受器损伤，不适合中心凹下或中心凹旁 CNV 的治疗；PDT 虽可稳定视力，但亦可致色素上皮损伤，个别病例出现治疗后严重视力下降，等等。

血管内皮生长因子（VEGF）参与炎症和新生血管的发病过程，在炎性 CNV 眼内浓度增高。Shimada 等对 6 例 PIC 并发 CNV 患者施行玻璃体手术取出网膜下 CNV，免疫组化检查提示 CNV 膜中 VEGF 高表达。张含等于 2012 年报告了贝伐单抗玻璃体腔注射治疗 PIC 并发 CNV 的疗效观察，证实了 anti – VEGF 疗法治疗 PIC 并发 CNV 安全有效。这篇前瞻性研究纳入 12 眼，采用 1 + PRN 的治疗方案，共随访 12 个月。治疗终点患眼视力平均提高 2.6 行，视力提高 2 行以上者占 75%，CRT 平均下降 92μm，未见严重眼部及全身并发症。本病例为其中典型病例。近年，多篇文献报告进一步证实 anti – VEGF 疗法治疗 PIC 并发 CNV 病例安全有效。

病例点评

　　CNV 为 PIC 病例主要并发症，影响患者视力。anti - VEGF 治疗 PIC 并发 CNV 安全有效。与湿性年龄相关性黄斑变性相比，可能需要较少的治疗次数，可采用 1 + PRN 的治疗方案。

参考文献

1. Cohen S Y, Laroche A, Leguen Y, et al. Etiology of choroidal neovascularization in young patients. Ophthalmology, 1996, 103：1241 - 1244.

2. Essex R W, Wong J, Fraser - Bell S, et al. Punctate inner choroidopathy：clinical features and outcomes. Arch Ophthalmol, 2010, 128：982 - 987.

3. Watzke R C, Packer A J, Folk J C, et al. Punctate inner choroidopathy. Am J Ophthalmol, 1984, 98：572 - 584.

4. Brown J Jr, Folk J C, Reddy C V, et al. Visual prognosis of multifocal choroiditis, punctate inner choroidopathy, and the diffuse subretinal fibrosis syndrome. Ophthalmology, 1996, 103：1100 - 1105.

5. Gerstenblith A T, Thorne J E, Sobrin L, et al. Punctate inner choroidopathy：a survey analysis of 77 persons. Ophthalmology, 2007, 114：1201 - 1204.

6. Kedhar S R, Thorne J E, Wittenberg S, et al. Multifocal choroiditis with panuveitis and punctate inner choroidopathy：comparison of clinical characteristics at presentation. Retina, 2007, 27：1174 - 1179.

7. Patel K H, Birnbaum A D, Tessler H H, et al. Presentation and outcome of patients with punctate inner choroidopathy at a tertiary referral center. Retina, 2011.

8. Zhang X, Wen F, Zuo C, et al. Clinical features of punctate inner choroidopathy in Chinese patients. Retina, 2011.

9. Brueggeman R M, Noffke A S, Jampol L M. Resolution of punctate inner choroidopathy lesions with oral prednisone therapy. Arch Ophthalmol, 2002,

120：996.

10. Olsen T W, Capone A Jr, Sternberg P Jr, et al. Subfoveal choroidal neovascularization in punctuate inner choroidopathy. Surgical management and pathologic findings. Ophthalmology, 1996, 103：2061 – 2069.

11. Postelmans L, Pasteels B, Coquelet P, et al. Severe pigment epithelial alterations in the treatment area following photodynamic therapy for classic choroidal neovascularization in young females. Am J Ophthalmol, 2004, 138：803 – 808.

12. Bressler N M. Antiangiogenic approaches to age – related macular degeneration today. Ophthalmology, 2009, 116：S15 – 23.

13. Schouten J S, La Heij E C, Webers C A, et al. A systematic review on the effect of bevacizumab in exudative age – related macular degeneration. Graefes Arch Clin Exp Ophthalmol, 2009, 247：1 – 11.

14. Fine H F, Baffi J, Reed G F, et al. Aqueous humor and plasma vascular endothelial growth factor in uveitis – associated cystoid macular edema. Am J Ophthalmol, 2001, 132：794 – 796.

15. Shimada H, Yuzawa M, Hirose T, et al. Pathological findings of multifocal choroiditis with panuveitis and punctate inner choroidopathy. Jpn J Ophthalmol, 2008, 52：282 – 288.

16. Tatar O, Yoeuek E, Szurman P, et al. Effect of bevacizumab on inflammation and proliferation in human choroidal neovascularization. Arch Ophthalmol, 2008, 126：782 – 790.

（张含）

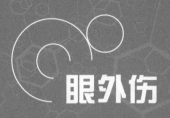

眼外伤

018 儿童 Trapdoor 眼眶骨折一例

病历摘要

　　患者，男性，9 岁，玩耍时撞伤右眼 2 天。右眼转动痛、复视，由当地医院转来就诊。眼科查体：Vod：1.0，Vos：1.0。右眼上转受限（图 18 - 1），角膜光滑透明，kp（-），前房正常深，房闪（-），瞳孔圆，d≈3.0mm，光反射正常，晶状体透明，玻璃体透明，眼底视盘色正界清，未见异常。双眼压：右眼 14mmHg，左眼 15mmHg。眼球突出度：眶距 90mm，右眼 12mm，左眼 12mm。眼

笔记

眶 CT 冠扫位示：右眼眶下壁骨折、下直肌嵌顿（图18－2）。入院后次日行右眼眶壁骨折修复术，术中在眶缘处切开骨膜沿骨膜下间隙向眶内分离暴露骨折区域，分离还纳嵌顿的眶内组织，用可吸收骨板（图18－3）修复骨折缺损区。术后恢复良好，3 天出院。术后 1 周，1 个月，3 个月门诊复诊。双眼位正常，向上注视右眼上转不受限（图18－4，图18－5）。

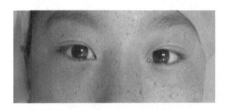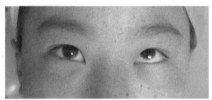

图 18－1　右眼 Trapdoor 眶下壁骨折：术前第一眼位正，
双眼向上注视位：右眼上转受限

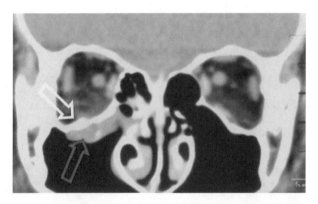

图 18－2　术前眼眶 CT 冠扫位片，红色箭头示：移位的骨折片断端，
黄色箭头示：下直肌嵌顿于骨折缝隙

病例分析

1965 年 Soll 和 Poley 首次报道了一种特殊类型的眼眶骨折——Trapdoor 型爆裂性眼眶骨折。骨折发生瞬间骨折片迅速弹回原位，

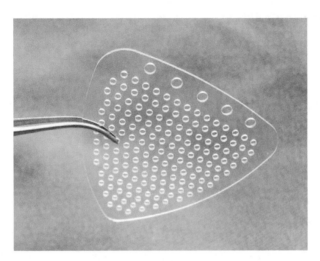

图 18 -3　术中所用 L -聚丙交酯（plylactic acid，PLA）/
聚乙交酯（polylycolic acid，PGA）
（混合比例 85∶15）可吸收骨板

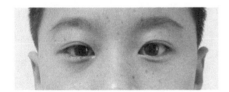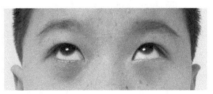

图 18 -4　术后 3 个月时第一眼位正，
双眼向上注视位：右眼上转不受限

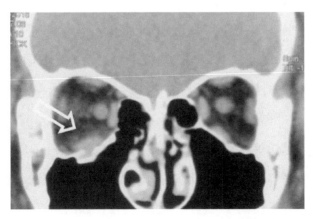

图 18 -5　术后 3 个月时眼眶 CT 冠扫位片，黄色箭头示：
下直肌恢复到正常的位置

骨折呈现线形或裂隙状，弹回的骨折片使得疝入的眶内软组织被箝闭于骨折线处。这种骨折如不及时救治，嵌夹于骨折裂隙中的眼外肌和软组织会因缺血发生坏死和瘢痕粘连，导致永久性眼外肌功能障碍，严重影响眼球运动功能和容貌，确诊后应早期手术治疗。儿童骨骼未发育成熟，较成人更具弹性，故 Trapdoor 眼眶骨折最常见于儿童。患儿就诊时局部的外观改变可以比较轻，皮肤肿胀，皮下淤血较轻微，甚至有的患儿看不出有外伤的迹象，但部分患儿会出现恶心、呕吐，甚至心跳减慢的表现，可能与眼眶骨折裂隙夹持眼外肌，眼球转动时诱发眼心反射有关。儿童眼眶骨折的患儿多首次就诊于小儿眼科或急诊外科。儿童 Trapdoor 眼眶骨折易漏诊或误诊为麻痹性斜视，延误最佳手术时机或失去有效治疗机会。

眼眶爆裂性骨折的影像学诊断，包括 X 线平片、CT、MRI 和超声检查法。超声在眼眶爆裂性骨折应用方面很少，近 10 年内未见集中病例报道。眼眶 X 线平片因其存在解剖结构重叠，眼眶骨折的漏诊率高，不能满足临床诊断的需求。多层螺旋 CT（multislices spiral computed tomography，MSCT）容积成像技术和图像后处理技术，可获得眼眶多平面重建（multiplanar reconstructions，MPR）横断面、冠状面和矢状面 2D 高分辨图像，同时能获得容积再现（volumetric rendering，VR）3D 图像等，是目前检查眼眶骨折首选的影像学诊断方法，对骨折的部位、形态、骨折处有无眶内软组织嵌顿或疝出、眶容积测量和毗邻结构的受累情况的术前评估及术后疗效评价和随访等，具有重要的临床意义。近年来，高分辨 MRI 已用于外伤后眶容积的测评和眼球内陷程度的评估，MRI 动态成像技术用于眼外肌损伤程度、功能评估及治疗计划的制订，眼眶 MRI 三维成像可与 CT 相媲美，并可避免对患者眼球的辐射损伤，这些都说明 MRI 的一些应用优势，但仍处于探索研究阶段，有待进一步推广。

对于儿童 Trapdoor 骨折，冠状面 CT 图像对眶内软组织改变的检出率最高，但术前 CT 诊断眶内软组织嵌顿结果与术中所见比较，仍存在低估和漏诊现象。Parbhu 等报道 24 例儿童 Trapdoor 骨折中，9 例 CT 显示眶内软组织嵌夹，而术中证实 21 例伴软组织嵌夹。李月平等报道的术中证实 45 例未成年人 Trapdoor 骨折中 43 例显示肌肉组织嵌夹于骨折缝隙，2 例 CT 未见眼外肌组织嵌夹，仅表现为下直肌周围软组织影与骨折线粘连。在外伤史、全身和眼部临床表现明确，CT 诊断不明确时应与患儿及家长进行良好的沟通，取得他们的配合，进行眼球被动牵拉试验，对于确定是否存在下直肌嵌夹更为可靠。但对于未麻醉且不配合的儿童，术前做被动牵拉试验非常困难，在高度怀疑 Trapdoor 骨折的前提下，争取家长的同意，手术探查、治疗十分重要，以免漏诊，导致严重后果。

目前对于儿童 trapdoor 眼眶骨折提倡早期手术治疗的观点已达成一致，但对于早期手术时间具体界定尚无统一标准。Wei 等认为 48h 内手术最佳，但在实际工作中，伤后 48h 内完成手术有一定难度，需要所有眼科医生加深对该创伤的认识和儿童家长对治疗方案的理解。Kwon 等研究发现伤后 5d 内手术组术后眼球功能障碍恢复更快，眼球运动障碍改善程度优于 6d 以上手术治疗组。但伤后 2 周内和伤后 40 天手术患者眼球运动障碍仍可获得改善。

近年来，儿童 Trapdoor 眼眶骨折的手术方法已趋于规范。儿童眼眶的眶壁为未成熟骨，骨组织血供丰富，骨折后虽有骨壁移位，但仍有部分骨壁依靠筋膜骨膜相连，术中复位后，骨折处多可愈合。术中操作需轻柔，注意保护仍有连续性的骨折断端，防止医源性眶壁骨损伤。术中还纳嵌顿的眶内组织，将眶壁骨解剖复位后，如果无明显眶壁骨缺损，可不放置修复材料，患者愈后良好，可避免因内植入物的终生残留而引发的感染及排斥反应。若缺损面积较大，术中单纯还纳软组织容易导致软组织再次疝入到骨折处。为防止术后软组织疝出和嵌闭，需要对骨折的眶下壁行修复。目前应用最广泛、最具代表性的眼眶骨折修复材料有：线性高密度多孔聚乙烯（Medpor）、羟基磷灰石（hydroxyapatite，HA）与 Medpor 结合的复合人工骨板、钛网、钛网与 Medpor 结合的复合材料、可吸收眶板和自体骨、硅橡胶、HA 骨片等其他材料。材料各有其特点，Medpor、HA 复合骨板、钛网均在儿童 trapdoor 眼眶骨折有所应用。但由于儿童处于生长发育期，随着儿童生长发育，骨性眶腔的扩大，这些永久性植入物对眼眶发育的影响有待证明，如现已发现使用钛金属修补眶壁缺损，可能发生钛板钛钉分离，并限制骨骼生长，影响 MRI 检查及影响肿瘤患者术后放疗的效果。故而，有学者建议使用钛网应在面部骨骼发育稳定后，即年满 18 周岁。Kulkarni 等于 1966 年首次进行了聚乳酸可生物降解材料用于颅颌面内固定的实验研究。近 30 年来，可生物降解固定材料已广泛应用于全身多领域的骨折修复。该患儿使用的 L - 聚丙交酯（plylactic acid，PLA）/聚乙交酯（polylycolic acid，PGA）混合物（混合比例 85∶15），呈三角形，无色透明，边长 3cm，厚 0.5mm，有排列规律的网孔结构，可根据术中所见骨缺损的情况进行修剪。这种材料有足够的强度和适度的降解速度，在植入的早期，可吸收眶板能保持一定的强度，随着骨折的愈合可吸收内植物可自动吸收，约 12 个月左右可完全降解，于体内彻底分解为二氧化碳和水。该材料组织相容性好，无细胞毒性、无需二次手术取出，在该材料被吸收之前，骨壁的缺损区已被致密的纤维瘢痕组织替代，并能够支撑眼眶软组织阳，是儿童 Trapdoor 眼眶骨折修复中较为理想的修复材料。

笔记

病例点评

1. 儿童 Trapdoor 眼眶骨折的处理重在早期诊断、早期治疗。该患儿在受伤 2 天时就诊，相对及时地得到明确的诊断与正确的治疗，术后恢复良好。

2. 儿童处于生长发育期，随着生长发育、骨性眶腔的扩大，骨折破损处永久性植入物对眼眶发育的影响有很多不确定性。该患儿使用的是可生物降解材料 L－聚丙交酯/聚乙交酯板，有文献报道安全有效，但尚缺乏长期的观察，需严密随访，观察眼眶的发育情况。

参考文献

1. Cobb A R, Jeelani N O, Ayliffe P R. Orbital fractures in children. Br J Oral Maxillofac Surg, 2103, 51 (1): 41 – 46.

2. Gerber B, Kiwanuka P, Dhariwal D. Orbital fractures in children: A review of outcomes. Br J Oral Maxillofac Surg, 2013, 51 (8): 789 – 793.

3. Soll D B, Poley B J. Trapdoor variety of blowout fracture of the orbital floor. Am J Ophthalmol, 1965, 60 (8): 269 – 272.

4. Chi M J, Ku M, Shin K M, et al. An analysis of 733 surgically treated blowout fracture. Opthalmologica, 2010, 224 (3): 176 – 175.

5. 牛昊, 马秀丽, 安奇. 儿童 trapdoor 眼眶骨折的 CT 表现. 放射学实践, 2013, 28 (2): 204 – 206.

6. 李月平, 宋钰, 赵红, 等. 未成年人 Trapdoor 眶下壁骨折的临床特点与治疗预后. 中国实用眼科杂志, 2016, 34 (10): 1086 – 1089.

7. 李润根, 王志岗, 张元刚, 等. 眼眶爆裂性骨折的影像学诊断进展. 中华眼外伤职业眼病杂志, 2017, 39 (5): 397 – 400.

8. Oh S A, Aum J H, Kang D H, et al. Change of the orbital volume ratio in pure

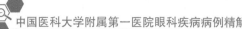

blowout fractures depending on fracture location. J Craniofac Surg, 2013, 24（4）: 1083 – 1087.

9. Parbhu K C, Galler K E, Li C, et al. Underestimation of soft tissue entrapment by computed tomography in orbital floor fractures in the pediatric population. Ophthalmology, 2008, 115（9）: 1620 – 1625.

10. Schmutz B, Rahmel B, McNamara Z, et al. Magnetic resonance imaging: an accurate, radiation – free, alternative to computed tomography for the primary imaging and three – dimensional reconstruction of the bony orbit. J Oral Maxillofac Surg, 2014, 72（3）: 611 – 618.

11. 李晓明，宋鄂，魏世辉. 儿童 Trapdoor 眼眶骨折研究进展. 中国斜视与小儿眼科杂志, 2010, 18（2）: 95 – 97.

12. Wei L A, Durairai V D. Pediatric orbital floor fractures. J AAPOS, 2011, 15（2）: 173 – 180.

13. Kwon J H, Moon J H, Kwon M S, et al. The differences of blowout fracture of the inferior orbital wall between children and adults. Arch Otolaryngol Head Neck Surg, 2005, 131（8）: 723 – 727.

14. Ethunandan M, Evans B T. Linear trapdoor or "white – eye" blowout fracture of the orbit: not restricted to children. Br J Oral Maxillofac Surg, 2011, 49（2）: 142 – 147.

15. 肖利华，王毅. 眼眶骨折的诊断与治疗. 北京：人民卫生出版社, 2014, 184 – 193.

16. 刘桂琴，欧阳明，朱远飞，等. 儿童 Trapdoor 眼眶骨折 14 例临床分析. 中国实用眼科杂志, 2016, 34（7）: 730 – 734.

17. Gabrielli M F, Monnazzi M S, Passeri L A, et al. Orbital wall reconstruction with titanium mesh: retrospective study of 24 patients. Craniomaxillofac Trauma Reconstr, 2011, 4（1）: 151 – 156.

18. Kulkarni R K, Pani K C, Neuman C, et al. Polylactic acid for surgical implants. Arch Surg, 1966, 93（8）: 839 – 843.

笔记

19. 吴鹏森，孙红，ReshvinMatoo，等．儿童 trapdoor 眼眶骨折 23 例治疗分析．中国实用眼科杂志，2016，34（5）：488 – 491.

20. 王树纲，刘宗明，张繁友．儿童眼眶爆裂性骨折的临床治疗．国际眼科杂志，2012，12（10）：2020 – 2021.

（张瑞君　景作乾）

019　复合性眶颧颌骨折眼眶骨折一例

病历摘要

患者，女性，45 岁，患者肇事撞伤左眼及面部，眼红眼痛、眼睑肿胀、出血合并腹部创伤，到当地医院就诊，诊断为"左眼眼眶骨折，眼睑及面部皮肤裂伤，胰腺挫伤"。行左眼睑及颌面部皮肤裂伤缝合术，胰腺挫伤外科治疗，35 天后全身情况稳定，因视物重影，左眼球内陷，为求进一步治疗来我院。眼科查体：Vod：0.5，Vos：0.4，双眼矫正 1.0，光定位确，平视时睑裂高度右眼 9mm，左眼 6mm，上睑瘢痕，左眼球塌陷下沉，向外、上、下方转动受限（图 19 – 1），角膜光滑透明，KP（ – ），前房略深，房闪（ – ），瞳孔圆，d = 3.0mm，光反应（ + ），晶状体透明，玻璃体混浊，眼底视盘色淡界清，C/D 0.4，视网膜颞下方小片出血，余视网膜平伏，未见脱离，黄斑中心凹反射（ + ）；右眼结膜无充血，角膜光滑透明，KP（ – ），前房常深，房闪（ – ），瞳孔圆，d = 3.5mm，光反应（ + ），晶状体透明，玻璃体透明，小瞳下眼底视盘色正界清，C/D 0.3，视

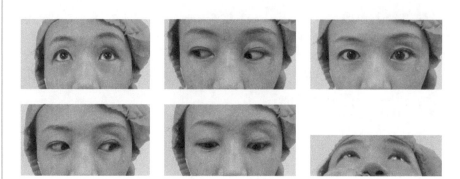

图 19 -1　术前左眼运动受限，左眼球内陷

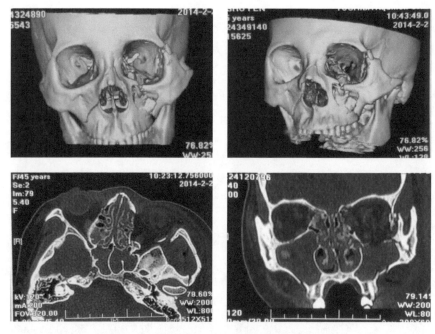

图 19 -2　眼眶 CT -3D 示左眼眶复合性骨折

网膜平伏，未见出血渗出及脱离。双眼压：右眼 14mmHg，左眼 16mmHg。眼球突出度：眶距 96mm，右眼 12mm，左眼 9mm。眼眶 3D - CT 示颅面多发骨折，左眼眶内壁、下壁、外壁、颧骨、双侧上颌骨前壁骨折。左眶内积气，颜面气肿，左眼环及内、外直肌肿胀，双侧筛窦、蝶窦及上颌窦积液（图 19 - 2）。入院后行左眼眶壁骨折修复联合面骨骨折修复术。术后 7 天恢复良好拆线出院。术

后 3 个月复查，双眼第一眼位正，各方向运动到位（图 19 - 3），眼球突出度：眶距 96mm，右眼 12mm，左眼 13mm。眼眶 CT - 3D 示左眼眶骨折复位固定良好（图 19 - 4）。

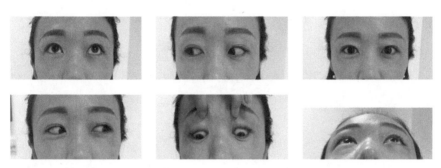

图 19 - 3　术后 3 个月左眼球运动好转，左眼球内陷矫正

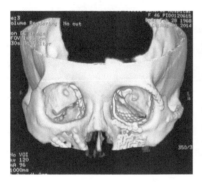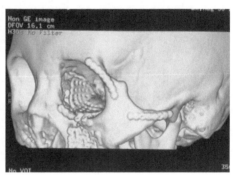

图 19 - 4　眼眶 CT - 3D 示左眼眶骨折复位固定良好

病例分析

　　眼眶有保护眼球和维持面部容貌的作用，其位于面中部，呈四棱锥体形，尖端向后与颅内相通。眶内包含眼球、视神经和眼外肌等组织。眼眶受外力作用发生骨折，临床上分为眼眶爆裂性骨折（单纯性眶壁骨折）和复合性眼眶骨折两大类。眼眶爆裂性骨折是指不累及眶缘而仅有眶壁发生骨折，复合性眼眶骨折是指眶缘和眶壁同时骨折。眼眶骨折可导致眼球内陷或移位、眼球运动障碍、复

中国医学临床百家

视、视功能障碍、眶下神经支配区感觉异常等。

眼眶爆裂性骨折是指大于眶口的物体钝性作用于眼眶，使眶底和（或）眶内壁薄弱处发生骨折和碎裂，但眶缘连续性保持完整，眶内容物疝出至上颌窦和（或）筛窦内，导致眼球内陷和移位、眼球运动障碍、复视、眶下神经支配区感觉异常、甚至视力下降等。眼眶爆裂性骨折根据累及的眶壁分为单纯内壁骨折、单纯眶底骨折和内下壁（眶底和内壁）骨折，单纯外壁骨折和单纯眶顶骨折极其少见，多伴有眶缘骨折，不属于眼眶爆裂性骨折。2014年中华医学会眼科学分会眼整形眼眶病学组发表了眼眶爆裂性骨折的治疗专家共识。

眼眶复合性骨折是指骨折除了累及眶壁，同时累及眶缘。临床分为眶颧颌骨折、鼻眶筛骨折、额眶骨折（或颅眶骨折）、多发性骨折和特殊类型骨折，其中，眶颧颌骨折最为常见。CT扫描是检查眼眶骨折首选的影像检查，包括水平位、冠状位及三维重建。水平位图像可清晰显示眶内壁骨折，内直肌向内移位及内直肌及周围软组织疝出至筛窦内的情况；冠状位图像可清晰显示眶底骨折，下直肌和眶内软组织嵌顿或疝出至上颌窦内等情况。三维重建有助于区分眼眶爆裂性骨折和复合性骨折。目前，眼眶复合性骨折的治疗尚未有专家共识。

眼眶复合性骨折临床表现包括：①眼睑皮肤肿胀、淤血、疼痛：外伤可直接造成结膜、眼睑、眶内软组织本身挫伤、出血。眼眶骨折造成骨膜的撕裂和出血，出血进入鼻窦造成鼻出血，出血进入眶内，在肌锥内外间隙可向前渗透进入眼睑皮下和结膜下，形成眼睑皮下和结膜下出血，此类在伤后眼睑皮下淤血常常加重，伴有颅底骨折时常出现"熊猫眼"征。②眼睑皮肤裂伤：由于眼睑皮肤较薄，钝性打击和挫伤力作用于眼睑皮肤，可造成眼睑皮肤挫裂伤，内眦部的严重挫裂可造成眼睑内侧和泪小管断裂。③结膜下出血：常常为球结膜下血管破裂或周围组织出血渗透引起的，由于球结膜下组织疏松，出血后易积聚成片状。④眼球运动障碍：钝挫伤造成眶内软组织出血、水肿压迫眼外肌，肌肉及软组织被骨折断端嵌夹，支配眼球运动的神经损伤及骨折断端直接损伤肌肉和神经都可以阻碍或影响眼球运动。⑤眼球内陷和移位：各种原因造成眼眶容积的变化都会使眼球突出或凹陷，有时还会有眼位的变化，其中在爆裂性骨折中复视和限制性斜视发生率为42.5%。⑥复视：外伤后眶内压力增高；颅内损伤致使支配眼外肌的运动神经损伤；眼外肌本身的挫伤、水肿断裂或在骨折部位的嵌顿、粘连都会产生复视。⑦眶下神经支配区感觉异常：眶底骨折时导致在眶下神经管内穿行的眶下神经损伤时发生，典型表现是下睑至上唇和鼻翼部感觉障碍。严重者会导致上牙槽前神经和上牙槽中神经麻痹，从而出现牙齿、牙龈和上颌窦感觉障碍。⑧视神经损伤：严重的眼眶骨折会导致视神经的损伤。当外力作用于眉弓、额中部或眶部时，冲击力量容易传导至眶尖部的视神经管，造成视神经管骨折进而损伤视神经，伤后视神经肿胀形成管内嵌顿状态、受压和变性，可造成视力下降、视野缺损，甚至失明。

依据外伤史、临床表现和CT检查结果眼眶复合性骨折的诊断并不困难，如何很好地修复复合性眶壁骨折，以减少术后功能障碍及畸形是临床医师应整体综合考虑的问题。眼眶损伤后，在保证生命体征平稳的前提下，应明确骨折部位、数量、骨折线方向及伴发的畸形。眼眶爆裂性骨折的治疗目的是复位嵌顿在骨折处和疝出至上颌窦和（或）筛窦的眶内容物，修复眶壁缺损，消除或改善眼球运动障碍和复视，矫正眼球内陷和移位。而复合性眶壁骨折的治疗是在完成眶缘骨性结构尽可能地解剖复位的基础上，完成上述的修复工作。大多数眼眶复合性骨折需要手术治疗。外伤后 2~3 周内施行的手术为早期手术，4 周以后为晚期手术，推荐早期手术治疗。早期手术可使嵌顿、疝出的软组织和眼外肌尽早松解，避免和减轻组织的肿胀、粘连、缺血、瘢痕形成和坏死萎缩；同时，可将眶底骨折时受压迫的眶下神经松解减压，有利于眶下神经支配区感觉障碍的恢复。

理想的手术入路应该既能充分显露骨折断端，便于手术医生操作，又能最大限度的降低面部结构的损伤，美容效果好，继发的面部瘢痕畸形少。手术医生在选择手术切口时要充分考虑到骨折部位的功能及患者的美容需求，充分估计手术的难度，选择恰当的手术切口。目前常用的手术入路有：①下睑结膜入路：对于范围小的眶下壁骨折及瘢痕体质的患者效果较好，但术野的暴露受限，不方便术者操作。②泪阜结膜入路：对于眶内壁骨折患者或合并该骨折的具有手术适应证的患者较适用，但术中应注意保护泪囊及相关血管。③下睑睫毛下皮肤入路：于下睑睫毛下 1.5~2mm 处切开皮肤及皮下组织，再根据皮下组织分离层面的不同分为睑缘下皮瓣、睑缘下阶梯状皮肌瓣和睑缘下非阶梯状皮肌瓣。最终都分离至眶下缘。该入路临床应用较多，既方便术者操作，瘢痕也很隐蔽。④内眦或外眦"Y"型切口：眼眶外侧壁骨折采用外眦部向外水平延伸 10mm 切开皮肤及外眦部上下睑睫毛处约 5mm 切开皮肤，即"Y"型切口。⑤外侧眉下切口：适用于眼眶外上方发生骨折时，切口较隐蔽。⑥头皮冠状切口：显露充分，瘢痕较大。⑦经鼻内窥镜技术：该术式最大的优点就是可以在直视观察下进行手术操作，而且面部无伤口，损伤小恢复快等优点，但操作范围相对较小，切口较深，不适用于较大或较复杂的眼眶骨折，而且要注意手术适应证和手术时机的选择。

眼眶骨折的治疗常需要植入修复材料，但修复材料的选择仍然是临床上一个争论性问题。理想的修复材料应具有化学惰性、生物相容性、无致敏性和无致癌性。目前有多种材料可以用于眶壁重建，总体来说眶壁骨折修复材料包括自体骨、异体骨、人工材料和生物材料等。①自体骨：自体骨虽然组织相容性好、不存在免疫排斥反应、能够快速和修补区融为一体、易塑形等特点，且感染、移位等并发症较少见，但自体骨取材时可致附加损伤，并可导致供区感染、血肿等并发症。另外，自体组织有一定的吸收性，可能发生形状改变，因而影响手术效果。②异体骨：异体骨移植具备一些自体骨的优点，但同时存在来源不足、愈合缓慢和传播疾病等缺点，因此临床应用具有局限性。③人工材料：与自体骨、异体骨材料相比，人工材料能缩短手术操作的时间，并且用之不竭。目前人工材料品种多样，可分为不可吸收材料和可吸收材料，还可以分为单个材料和复合材料。不可吸收材料包括：羟基磷灰石人工骨（HA）、生物活性玻璃（BAG）、高密度多孔聚乙烯（Medpor）、钛网、硅橡胶、聚四氟乙烯及尼龙箔片尼，其中应用预成型钛网具有的预制成型、可修剪、易固定等优点，适用于多种类型眼眶爆裂性骨折的修复，尤其在眼眶内、下壁联合骨折及大范围的眼眶下壁骨折。可吸收材料包括：聚乳酸（PLA）、聚乙醇酸（PGA）、聚对二氧环己酮（PDO）、聚羟基乙酸 – 910（PG910）；复合材料包括：镶嵌钛网高密度多孔聚乙烯种植体、羟基磷灰石复合材料等。④生物材料：组织工程骨和纳米材料的发展为骨缺损的修复治疗开辟了一条崭新的道路，也是近年来眼眶骨缺损修复的研究热点。组织工程骨是最有前景的新型骨修复材料，通过在预期部位对成骨前体细胞、支架、生物活性物质等的调控，达到促进骨组织愈合的目的。但是要想在临床上得到全面应用，还有很长一段路要走。

笔记

病例点评

1. 发生复合性眼眶骨折患者的病情有时比较复杂，全身情况一定要查清楚，危机生命的问题必须首先处理。

2. 在复合性眼眶骨折修复前，要有包括颌面外科等比较丰富的知识储备，才能较好地完成其治疗工作。

3. 修复材料的选择要遵循安全有效、尽可能少的并发症的原则。

参考文献

1. 范先群，肖利华，李冬梅，等. 眼眶爆裂性骨折诊疗专家共识（2014）. 中华眼科杂志，2014，50（8）：624 – 625.

2. 牛燕，李斌，李超，等. 眼眶爆裂性骨折致伤原因及眼部损伤状况分析. 国际眼科杂志，2013，13（2）：374 – 376.

3. James B，sterling R，Gilbert T. Evaluation of ocular changes secondary to blowout fractures. J Oral Maxillofac Surg，2004，62：1298 – 1302.

4. Sargent L A. Nasoethmoid orbital fractures：diagnosis and treatment. Plast Reconstr Surg，2007，120（7Suppl2）：16 – 31.

5. 林厚维，沈勤，范先群. 220 例眼眶骨折患者复视的临床分析，眼视光学杂志，2007，9（5）：335 – 338.

6. 王冬兰，张剑，杨笑天，等. 复合性眶颧颌骨折的急诊整复治疗，国际眼科杂志，2012，12（4）：788 – 789.

7. 范先群，周慧芳，陶凯，等. 复合性眼眶骨折修复重建术中计算机辅助设计和辅助制造技术的应用，中华眼科杂志，2005，41（12）：1092 – 1097.

8. Douglas W A，James R P，Thomas A S. Transcon junctival Approach VS Subciliary shin. muscle flap approach for orbital fracture repair. Arch Otolaryn gol Head Neck Surgnol，1993，119（9）：1000 – 1007.

9. Zhang Q B, Dong Y G, Lina, et al. Coronalineision fortreating Zygomatie complex fractures. J CraniomaxillofaeSurg, 2006, 34 (3): 182 - 185.

10. 安金刚, 张智勇, 张益, 等. 非单纯性眼眶骨折眶腔容积改变与眼球内陷相关性研究方法初探—基于 CT 图像数据的计算机辅助测量. 现代口腔医学杂志, 2006, 20 (6): 561 - 563.

11. Slade C S. Bone grafts in orbital reconstruction. Int ophthalmol Clin, 1995, 35: 47 - 56.

12. Jason K, Potter, Michael Malmquist, et al. Bio - materials for Reconstruction of the Internal Orbit. Oral Maxillofacial Surg Clin N Am, 2012, 24: 609 - 627.

13. 王兆艳, 阴正勤, 魏世辉, 等. 预成型钛网在眼眶骨折眶壁修复中的应用. J South Med Univ, 2013, 33 (7): 1071 - 1074.

14. 毕晓萍, 范先群, 施沃栋, 等. 三维眶底重建钛网在复合性眼眶骨折中的应用, 中华眼科杂志, 2011, 47 (8): 683 - 687.

15. Sullivan P K, Smith J F, Rozzelle A A. Cranio - orbital reconstruction: safety and image quality of metallic implants on CT and MRI scanning. Plast Reconstr Surg, 1994, 94: 589 - 596.

16. Martin A D, Driscoll, Wood C P, et al. Safety evaluation of titanium middle ear prostheses at 3.0 tesla. Otolaryngol Head Neck Surg, 2005, 132: 537 - 542.

17. Knott P T, Mardjetko S M, Kim R H, et al. A comparison of magnetic and radiographic imaging artifact after using three types of metal rods: stainless steel, titanium, and vitallium. Spine J, 2010, 10: 6 - 11.

18. 宋维贤, 孙华. 羟基磷灰石复合体在眶壁骨折整复中的应用. 中华眼外伤职业病杂志, 2003, 1: 18 - 20.

19. 刘观华, 张志强, 范钦华, 等. 眼眶骨折修复的人工材料的研究进展. 临床眼科杂志, 2015, 23 (1): 87 - 90.

20. 杨毅, 毕鑫, 李多玉, 等. 人工骨材料修复骨缺损: 多种复合后的生物学与力学特征. 中国组织工程研究, 2014, 16: 2582 - 2587.

21. 任彦新, 马景学, 卫玉彩, 等. 计算机辅助预成型钛网整体修复复合性眼眶骨折应用分析，中国实用眼科杂志，2013，31（5）：627－630.

22. 张益. 数字化外科技术及眼眶骨折精确重建. 中华口腔医学杂志，2012，47

　　（8）：463－465.

（张瑞君　黄乐乐）

020　隐匿性眼眶内植物性异物一例

病历摘要

　　患者，男性，14 岁，奔跑时右眼不慎撞上树枝，感右眼胀痛，伴复视 6 小时入院治疗。眼科查体：Vod：0.25，Vos：0.25，双眼矫正 1.0，双眼第一眼位正，右眼外转明显受限，下转及内转到位（图 20－1），上转时眼痛，无法配合，球结膜充血（＋），无明确创口，仅在内眦部泪阜处结膜不平整，未见异物。双眼角膜光滑透明，瞳孔 d≈3mm，直接对光反射（＋），晶状体及玻璃体透明，小瞳下眼底未见明显异常。CT（图 20－2）报告示：右眼眶内壁骨折，右眼眶内积气（未报告异物）；再急查 MRI：右侧眶内下侧及筛窦内可见条形低信号影，长约 3.2cm 异物（图 20－3）。入院后急诊在全麻下行右眼眶内异物取出术，术中从眶内取出长约 3cm 的植物性异物（图 20－4）。术后静脉抗炎治疗。术后查体：双眼球活动度良好，右眼鼻侧下方结膜切口愈合良好。术后第 4 天出院。出院后一周复查见双眼球各方向运动到位，局部无明显炎症反应。出院后 1 个月、3 个月、1 年时（图 20－5）复查双眼球运动完全恢复正常。

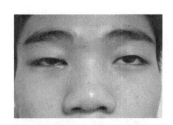
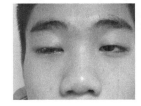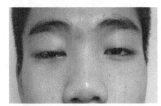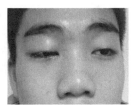
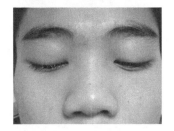

图 20 - 1　患者术前眼球转动情况

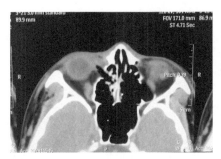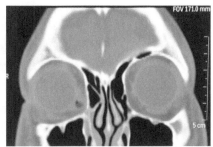

图 20 - 2　眼眶 CT 轴位和冠状位图像

病例分析

　　影像学检查对于诊断眼眶内植物性异物有很大的帮助。与金属性异物不同，木屑、竹刺等植物性的异物为透光性的异物，这类异物不吸收 X 线，因此在 X 线片上不显影。若仅依靠 X 线法检查则

笔记

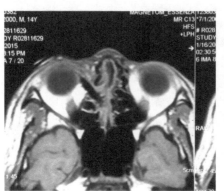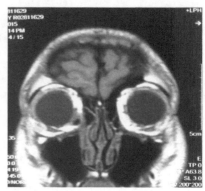

图 20 -3　眼眶 MRI 轴位和冠状位图像

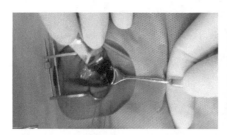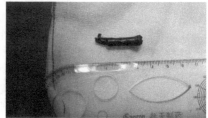

图 20 -4　术中暴露并取出异物：树枝，3.1cm 长

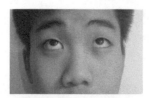

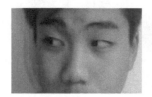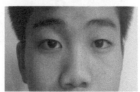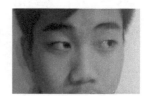

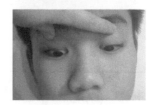

图 20 -5　患者术后 1 年时眼球转动情况

易漏诊，且因为眼眶解剖结构的特点，致使其在 X 线平片上重叠部分较多，因此也易造成植物性异物的观察及定位的困难。CT 检查不但可以观察到眼眶内部的病变，还有利于观察眼眶周围结构的改变。伴随着 CT 设备自身的改进和医生诊断水平的提高，许多研究者认为 CT 有助于植物性异物的发现，并可作为首选检查。植物性异物进入眼眶后，按异物残留于眶内时间，病程可分为三期：急性期、亚急性期和慢性期。急性期一般是指植物性异物进入眼眶后病程在 5 天以内，在此时期眼眶内的植物性异物还未引起眶内异物周围的炎症反应。此时，在眼眶 CT 的软组织窗下观察会发现异物与眼眶内球后的脂肪或空气的密度相似，均呈现出低密度影像，如若不细心辨别，会造成漏诊；这时可换为骨窗观察，在骨窗下植物性异物可表现为比球后脂肪的密度更低的影像，出现明显差别。急性期异物在 CT 下进行双窗重建后认为在软组织窗下植物性异物与气体密度相似，而在骨窗下则出现一种特殊表现，即表现为"多轨"或"同心圆"征象，这种征象可能是因为植物自身的结构特点，植物从外到内可分为韧部、木质部及髓部，在骨窗下显示出植物中心髓部的密度较周围韧部和木质部密度更低，其认为 CT 双窗重组对急性期眶内植物异物诊断准确率达 80% 以上。但对于眶内植物性异物的误诊和漏诊也多发于急性期，因为在此期植物性异物在软组织窗下表现为低密度影，此时可能会与眶内脂肪或外伤后引起的眶内积气相混淆。就有文献报道部分早期外伤又无眶内出血的患者，异物不易在眶内脂肪低密度的背景下显示，有时巨大的异物仍不能显示，表现为 CT 无异常发现。此时可通过改变窗位和气泡相鉴别，植物性异物的形态决定了其在 CT 轴位表现为长条状，在冠位表现为类圆形，而气泡则在轴位及冠位均表现为类圆形，和球后脂肪则可通过骨窗相鉴别。亚急性期一般是指植物性异物进入眼眶后病程为5～30天，在此期植物性异物残留于眼眶后引起了异物周围较明显的炎症反应，异物周围的软组织因炎症反应刺激从而水肿、增厚，此期眼眶CT的软组织窗下仍表现为一个低密度影像，与急性期不同的是，在低密度影像周围可见边界不清的中等密度的组织包裹，这些中等密度的组织为炎性软组织，尤以周围脂肪密度的增高为主。这一征象可能的原因是由于在亚急性期植物性异物的刺激使体内发生炎症反应，出现脓性分泌物，脓性分泌物包裹并浸入异物从而使异物的密度增高，所以有学者认为管状高密度影也是亚急性期眼眶植物性异物的表现之一，而对亚急性期的植物性异物进行CT双窗重组后的诊断率则为100%。对于两种不同的CT表现，分析认为多是由于病程长短及眶内炎症反应程度不同造成的，高密度影多见于眶内炎症反应较重，病程较长时脓性分泌物浸入植物较完全的患者。慢性期一般是指植物性异物进入眼眶病程超过30天，此时异物仍残留于眶内，在异物周围持续的炎症反应的进展，从而导致异物周围形成炎性肉芽肿或脓肿，最终出现眼睑或结膜瘘管，眼眶CT上表现为条棒状高密度影，边界较清，此高密度影是因为植物性异物因钙盐沉着而机化，在机化的周围包裹中等密度的软组织肿块，形成炎性肉芽肿。而在临床上，可能由于瘘道的形成，患者在慢性期的局部炎症反应较亚急性期不明显。

以上各期植物性异物进入眼眶后CT密度的变化，提示CT密度值与异物在眶内存留时间长短及眶内炎症反应的炎症程度有密切关系。对于植物性异物有研究报告在模型试验中干松树枝CT值为 -656Hu 而新鲜松树枝的CT值为 -24Hu；干燥的植物性异物其内气体含量较多，因而射线通透性好，表现为CT密度值较低，而湿润的植物异物其内气体含量少、水分含量较多，因而相对射线通透性查，表现为CT密度值较干燥的植物高。这又提示了植物异物的密

笔记

度还与其干湿程度有关。因此眼眶 CT 检查仍可作为眼眶植物性异物诊断的首选检查方法。且使用 2mm 的薄层扫描能提高眼眶内较小的植物性异物的阳性诊断率。MRI 检查有优于其他检查的特点，即组织的不同表现在 MRI 上的信号也不相同，对于一些 CT 不能显示或显示不清的异物，使用 MRI 可以清晰的显示异物，并且可根据信号的不同明确的显示异物与周围不同组织的关系，所以在显示眼眶内植物性异物方面 MRI 检查优于超声和 CT。眼眶内植物性异物可能表现为不同的信号。亚急性期竹子异物 T1 加权像显示为低至中等信号，T2 加权像则为低信号表现，而慢性期的患者表现为 T1 加权像及 T2 加权像均为中等信号的炎性肉芽肿改变，提示植物性异物的 MRI 信号改变也随着眶内炎症反应的不同发生着改变。MRI 的优势在于其对不同的异物表现出不同的信号，因此一般不会造成漏诊。

病例点评

1. 眼科医师应当熟练掌握眼眶的解剖及影像学等基础知识，不能过分依赖影像学报告，培养独立阅读影像学资料的能力，以降低眼眶异物的漏诊率。

2. 本例就诊于受伤当天，在眼眶 CT 的软组织窗下观察会发现异物与眼眶内球后的脂肪或空气的密度相似，均呈现出低密度影像，如若不细心辨别，会造成漏诊。急性期植物性异物在软组织窗下表现为低密度影，此时可能会与眶内脂肪或外伤后引起的眶内积气相混淆。但详细的病史询问、常规检查和对 CT 表现的仔细辨认，仍会分析蛛丝马迹。本例 CT 上出现的"眶内积气"的气泡不典型，有可疑之处。急诊行 MRI 检查，证实存在眶内植物性异物。对

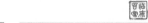

于眼眶内植物性异物，在影像学检查方面，MRI 优于 CT。

参考文献

1. 王安悦，周丽钧．眼部植物性异物．实用眼科志，1992，10（4）：215 – 218.

2. 冯俊仁．眶内多发性芦柴葭刺异物的治疗体会．眼外伤职业眼病杂志，1991，4：275 – 276.

3. 黄文虎，沙炎，罗道天，等．眼眶植物性异物的影像学表现．眼科，2007，16（5）：323 – 325.

4. 杨志英，熊建明．眶内巨大竹异物一例．眼外伤职业眼病杂志，2001，23（1）：85.

5. 蔡用舒．创伤眼科学．北京：人民军医出版社，1988，171 – 178.

6. 张虹，宁国祥．眼眶植物性异物的诊断和治疗．眼外伤职业眼病杂志，2002，24（1）：36 – 38.

7. 刘明明，秦伟．19 例眼眶植物性异物临床和 CT 影像特征分析．第三军医大学学报，2010，32（5）：502.

8. 张长河，高敏，钟建胜．眼眶植物性异物 38 例临床分析．河南科技大学学报（医学版），2003，21（3）：177 – 178.

9. 张娟，左玉杰，陈素华．眶内非金属异物误诊原因分析及预防措施．眼外伤职业眼病杂志，2008，30（5）：421 – 422.

10. 陈辉，龚启荣，田明华．眼眶深部植物性异物的 CT 诊断．实用眼科杂志，1993，11：238 – 240.

11. 毕小军，胡怡芳．眶内植物性异物．眼外伤职业眼病杂志，1997，19（5）：396 – 397.

12. 林瑶敏，袁小平，顾建军，等．92 例眼眶异物的影像诊断价值分析．影像诊断与介入放射学，2005，14（4）：212 – 215.

13. 吴恩惠．医学影像诊断学．北京：人民卫生出版社，2001，923.

14. Boncoeur – Martel M P, Adenis J P, Rulfi J Y, et al. CT appearances of chornically retained wooden intraobrital foreign bodies. N euoradiol – ogy, 2001, 43：165 – 168.

15. Ho V T, McGuckin JF Jr, Smergel E M. Intraorbital wooden foreign body CT and MR appearance. Am J Neuroradiol, 1996, 17：134 – 136.

16. Yoshii M, Enoki T, Mizukawa A. Intraorbital wooden foreign body. Acta Ophthalmol Scand, 2004, 82：492 – 493.

17. Green B F, Kraft S P, Carter K D. Intraobrital wood Detection by magnetic resonance imaging. Ophthalmology, 1990, 97：608 – 611.

18. Uchino A, Kato A, Takase Y. Intraorbital wooden and bamboo foreign bodies CT. Neuroradiology, 1997, 39：213.

19. 常金房. 眼眶内植物性异物的高分辨 CT 双窗重组诊断分析. 临床放射学杂志, 2014, 33（5）：685 – 687.

20. Sanini J S. Wooden foreign body of the orbit. Orbit, 1989, 8：139.

21. 刘立民, 高占国, 常金房, 等. CT 显示为管状密度影眶内植物性异物一例. 中华眼科杂志, 2011, 47（4）：358 – 359.

22. McGuckin J F Jr, Akhtar N, Ho V T, et al. CT and MR evaluation of a wooden foreign body in aninvitro model of the orbit. Am J Neurora – diol, 1996, 17：129 – 133.

23. 李绍珍. 眼科手术学（第 2 版）. 北京：人民卫生出版社, 1980, 862 – 863.

24. 龚启荣. 眼眶与颅、副鼻窦联合植物性异物的诊断及处理. 中华眼科杂志, 1994, 30（4）：314 – 315.

25. 周雷, 李甦雁, 崔建萍, 等. 眼外伤易漏诊眼眶异物的临床分析. 中华眼外伤职业眼病杂志, 2013, 35（5）：358 – 360.

26. 孙荣, 邓莹莹, 潘桂萍, 等. 眼眶内多发木质异物手术取出治疗 1 例. 湖北医药学院学报, 2014, 33（3）：282 – 284.

（张瑞君　黄乐乐）

021 眼眶内植物性异物一例

病历摘要

　　患者，男性，65岁，于活动时右眼不慎被树枝刮伤2天，感眼痛、上转不适转诊来我院就诊。眼科查体：Vod：0.6，Vos：0.8，双眼矫不应，右眼上睑肿胀，上睑近眶缘部可见已闭合的"针状"创口，眼球上方可触及一处硬性结节，约0.5cm×0.5cm大小，边界不清，固定，双眼位正，右眼眼球运动各方向不能配合（图21-1），结膜充血水肿（+），角膜光滑透明，瞳孔圆，d≈3.0mm，直接对光反射（+），晶状体轻浊，玻璃体混浊（+），眼底视乳头色正界清，C/D≈0.3，余未见明显异常。眼部B超示：右眼玻璃体混浊（轻度），右眼上方可见片状强回声，后伴声影；CT（图21-2）示：右眼球损伤？（未报告异物）；MRI示：右眼球上缘异常信号，与眼球关系密切，异物？右侧眶周软组织肿胀（图21-3）。入院后第二天在全麻下行右眼眶内异物取出术，经角膜上方结膜入路，术中见距上直肌止点1mm处可见刺状异物，完整取出长约3cm的刺状异物（图21-4），术后静脉抗炎治疗。术后查体：双眼球活动度良好，右眼上方结膜切口愈合良好，术后第6天出院。出院后1周复查时可见双眼球各方向运动到位，局部无明显炎症反应。出院后1个月、3个月（图21-5）复查时完全恢复正常。

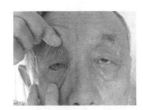
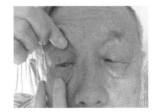
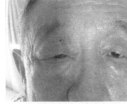
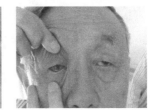
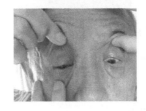

图 21 -1　患者术前眼球转动情况

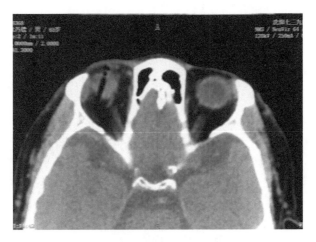

图 21 -2　眼眶 CT 轴位图像

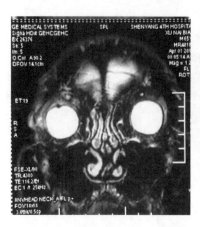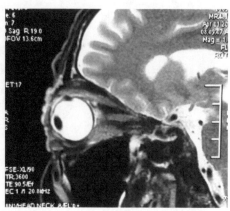

图 21 -3　眼眶 MRI 冠状位和矢状位图像

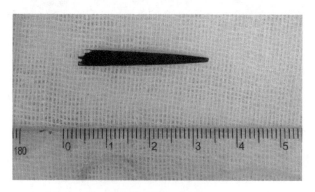

图 21 -4　取出的异物：树枝，3.0cm 长

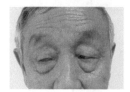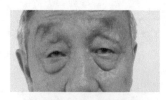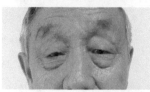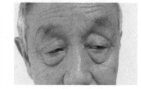

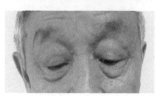

图 21 -5　患者术后 3 个月时眼球转动情况

病例分析

眼眶异物伤是指异物位于眼球和眶壁之间或眼球贯通后进入眼眶。在异物伤中眶内异物较眼内异物少见，为眼内异物的 7%，而在眼眶异物中，金属性的异物占到了 76% 以上，植物性的异物则不足 10%，因此此类病例临床少见。由于植物自身有脆性大、易折断的特点，因此此类患者临床可表现为伤口处无断端，异物可隐藏于眶内。且植物性异物在部分影像学检查中显像率低，若首诊医生认识不足易造成漏诊及误诊。人体不能耐受铜、有机物等一些物质，其中有机异物包括木材或植物，如果这些异物存留于眼眶，可引起蜂窝织炎、肉芽肿、皮肤或结膜瘘管、脓肿、骨髓炎或骨膜炎。

从解剖结构上看，眼眶位于头颅前面、颅额面中部，为底部向前、尖端向后的四边锥体形，眼眶容积约 30ml，眶口横径 40mm，垂直径 35mm，而眼球仅占了眶口面积的 1/3，再者眼眶深度约 40mm，因此在眼球与四周眶缘之间存在较大空间，故从前面来的异物可进入眼球与眶缘之间。又由于植物自身有脆性大、易折断的特点，因此此类患者临床可表现为伤后创口处无断端，异物可隐藏于眶内。常见的进入途径是经眦部进入，其次是经上睑进入，本例异物即为从上睑进入。上睑皮肤表面仅有轻微创口，容易漏诊。

眼眶内的植物性异物与金属性异物不同，如已确定植物性异物的存在，必须手术治疗，尽早清除异物，以免引起继发感染和瘘管的形成。在选择手术路径时，应根据异物在眼眶内位置的不同，采取不同的手术方式。对于眶尖异物，因其位置较深，可选择外侧开眶术或外侧联合内侧开眶术取出异物；对于位置较浅的异物，有瘘管形成者可于瘘管处切口入路取出异物，而对于无瘘管者则可于近异物处切口行前路开眶术取出异物；对于联合颅、副鼻窦异物或异物已伤及上述区域的患者，则应在相关科室医生的协助下，行异物取出术。由于植物自身的特点，在眶内炎症反应的刺激下容易腐化，有可能断裂成几段或成碎屑，因此在术中取出异物的过程中应反复探查眶腔，以确定有无异物残留。对于术中探查时不能发现异物者，则可使用探针探查瘘管深处或用美蓝溶液使瘘管染色后作为指示，此时多可发现异物。对于异物周围残存的肉芽组织，则要用刮匙清除干净，然后用抗生素、生理盐水反复冲洗眶腔，防止细菌感染。在摘出异物的同时，应将瘘管、坏死组织及瘢痕一并彻底切除，封闭死腔，如异物位置较深可放置引流条。术后应用抗生素，可根据术前瘘道脓液细菌培养或药物试验结果选择敏感药物。加强术后随诊，如发现创口迁延不愈合或暂时愈合后不久又出现局部红肿等炎症反应，说明仍有异物残留，应再行影像学检查。

病例点评

1. 眼眶植物性异物临床少见。首诊时应详细询问病史，尤其是受伤情况不明或病程时间较长的患者，切不可因为无明显创口就放弃相关检查，造成漏诊。

2. 对于眼眶内植物性异物，在影像学检查方面，MRI 优于 CT。

3. 眼眶内植物性异物应尽早取出，以防止并发症的发生。

4. 在术前对于手术入路的选择十分重要，本例采用近异物处结膜切口前路开眶减少了对周围组织的损伤，并且术后皮肤表面无瘢痕，付损伤小，效果满意。

笔记

参考文献

1. Rootman J. 眼眶疾病（第 2 版）. 天津：天津科技翻译出版公司，2006，382 - 383.

2. 王安悦，周丽钧. 眼部植物性异物. 实用眼科志，1992，10（4）：215 - 218.

3. Ference K，Dante J P. 眼外伤理论与实践. 2 版. 北京：人民军医出版社，2010，1.

4. 肖利华，王毅. 眼眶骨折的诊断与治疗. 北京：人民卫生出版社，2014，1.

5. 蔡用舒. 创伤眼科学. 北京：人民军医出版社，1988，171 - 178.

6. 张虹，宁国祥. 眼眶植物性异物的诊断和治疗. 眼外伤职业眼病杂志，2002，24（1）：36 - 38.

7. 毕小军，胡怡芳. 眶内植物性异物. 眼外伤职业眼病杂志，1997，19（5）：396 - 397.

8. 吴恩惠. 医学影像诊断学. 北京：人民卫生出版社，2001，923.

9. Boncoeur - Martel M P，Adenis J P，Rulfi J Y，et al. CT appearances of chornically retained wooden intraobrital foreign bodies. N euoradiol - ogy，2001，43：165 - 168.

10. Ho V T，McGuckin J F Jr，Smergel E M. Intraorbital wooden foreign body CT and MR appearance. Am J Neuroradiol，1996，17：134 - 136.

11. Yoshii M，Enoki T，Mizukawa A. Intraorbital wooden foreign body. Acta Ophthalmol Scand，2004，82：492 - 493.

12. Green B F，Kraft S P，Carter K D. Intraobrital wood Detection by magnetic resonance imaging. Ophthalmology，1990，97：608 - 611.

13. 黄文虎，沙炎，罗道天，等. 眼眶植物性异物的影像学表现. 眼科，2007，16（5）：323 - 325.

14. Uchino A，Kato A，Takase Y. Intraorbital wooden and bamboo foreign bodies CT. Neuroradiology，1997，39：213.

15. 常金房. 眼眶内植物性异物的高分辨 CT 双窗重组诊断分析. 临床放射学杂志，2014，33（5）：685 - 687.

16. Sanini J S. Wooden foreign body of the orbit. Orbit, 1989, 8：139.

17. 刘立民，高占国，常金房，等．CT 显示为管状密度影眶内植物性异物一例．中华眼科杂志，2011, 47 (4)：358 - 359.

18. 刘明明，秦伟．19 例眼眶植物性异物临床和 CT 影像特征分析．第三军医大学学报，2010, 32 (5)：502.

19. 李绍珍．眼科手术学．2 版．北京：人民卫生出版社，1980；862 - 863.

20. 龚启荣．眼眶与颅、副鼻窦联合植物性异物的诊断及处理．中华眼科杂志，1994, 30 (4)：314 - 315.

21. 周雷，李甦雁，崔建萍，等．眼外伤易漏诊眼眶异物的临床分析．中华眼外伤职业眼病杂志，2013, 35 (5)：358 - 360.

22. 孙荣，邓莹莹，潘桂萍，等．眼眶内多发木质异物手术取出治疗 1 例．湖北医药学院学报，2014, 33 (3)：282 - 284.

23. 张长河，高敏，钟建胜．眼眶植物性异物 38 例临床分析．河南科技大学学报（医学版），2003, 21 (3)：177 - 178.

（张瑞君　景作乾）

022　眼眶深部肌锥内海绵状血管瘤一例

病历摘要

患者，女性，35 岁，发现右眼较对侧突出 4 个月，伴眼胀，复视，不伴视力下降、眼红、眼痛。曾于多家医院行就诊，CT、增强 MRI 检查示"右眶内肿物，海绵状血管瘤?"，今为治疗来诊。

VOD：0.25，矫1.0，VOS：0.25，矫1.0，双眼第一眼位正，右眼内转不到位，余双眼球各方向运动到位，右眼球较对侧突出，双眼结膜充血（-），角膜表面光滑，KP（-），前房常深，房闪（-），瞳孔圆，直径约3mm，光反应（+），晶状体透明，玻璃体混浊，小瞳下眼底视乳头色正界清，C/D约0.3，后极部视网膜平伏，未见出血渗出，黄斑中心凹反光（+），双眼压：右19mmHg，左17mmHg。眼眶CT和MRI示：右眼球后肌肉圆锥内占位性病变，眶尖三角区消失，视神经受压迂曲移位，海绵状血管瘤？（图22-1）眼彩色超声多普勒示：双眼玻璃体混浊，双眼玻璃体后脱离，右眼眶内实质占位性病变，海绵状血管瘤？入院后行结膜入路眶内肿物摘除术。做外眦切开后剪开外侧球结膜，做外直肌预置线，于止点剪断外直肌，暴露肌锥内脂肪。在盲视下利用小手指的触觉，探查肿瘤位置，肿瘤定位后，利用小手指的感觉，沿肿瘤表面慢慢地进行钝性分离。通过小手指将肿瘤的包膜与周围组织分离。暴露肿瘤并摘除（图22-2）。术后病理回报：右眼眶内：海绵状血管瘤。术后5天拆线出院。术后2个月复诊，VOD：0.25，矫1.0，VOS：0.25，矫1.0，右眼各方向运动到位，双眼突出度一致（图22-3）。

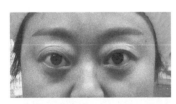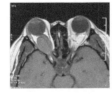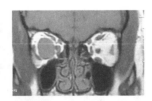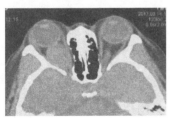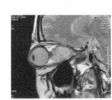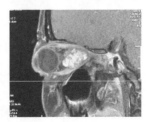

图22-1　术前眼外观和CT、增强MRI

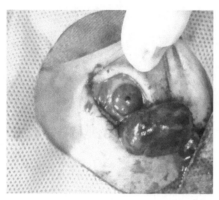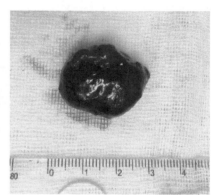

图22-2　术中肿瘤摘除情况和肿瘤大小

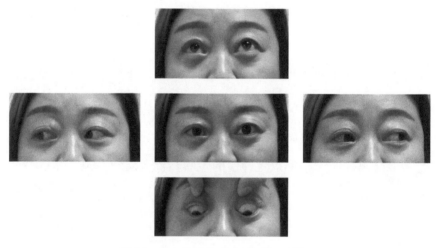

图22-3　术后外观和眼球运动情况

病例分析

　　眼眶海绵状血管瘤是一种成年人最常见的原发于眼眶的良性肿瘤，为错构瘤，由许多血窦和纤维结缔组织构成。据统计海绵状血管瘤占眼眶良性肿瘤9%，约占眶肿瘤手术量的15%～20%，瘤体多呈圆形、椭圆形、肾形，偶尔呈分叶状，紫红色，包膜完整。肿瘤多位于眼眶肌锥内，绝大多数为单发，极少数为多发，可一眶多发，偶见发生于两侧眶内。镜下肿瘤主要由大小不等、形状不同的血窦构成，间质为纤维组织。肿瘤对眼眶内周围组织主要表现为压迫损伤，主要的损害表现为影响患者的外观和视功能。如早期患眼轴性眼球突出；中晚期患眼视乳头水肿，视神经萎缩，视力下降，甚至失明。明确眼部海绵状血管瘤的手术指征，需要了解其自然史，影像学诊断，分析外科手术的获益及自然病程转归的结果，从而决定是否手术及手术的方式，对于视功能较好、眼球突出不明显，或年老、体衰患者可随诊观察。一般情况需要手术切除。

眼球突出是眶内肿瘤常见的临床体征，但起始时并不出现此征象，因其压迫周围脂肪，使之吸收而眼位得到代偿。肿瘤大于10mm 直径时出现可见的眼球突出。海绵状血管瘤的主要临床表现是眼球渐进性、轴性眼球突出。肿瘤体积过小或发生部位较深，可无任何症状，常在做头部 CT 检查时发现眶内占位而就诊。就诊时多有眼球突出，且多为一侧性，两侧性眼球突出差值超过 2mm 直至眼球脱出眶外。因病变多位于球后，眼球突出方向多为轴性向前。肿瘤以细小血管与体循环联系且有包膜，因而眼球突出度不受体位影响，此点与毛细血管瘤和静脉血管瘤不同，后两种肿瘤低头时体积增大眼球突出度增加。位于眼球赤道部之前或眶尖部的小肿瘤，往往不引起眼球突出，前者出现眼球移位，后者早期视力减退和表现出原发性视神经萎缩。

海绵状血管瘤可以引起视力减退，约占全部病例的65.8%，肿瘤位于眼球之后压迫后极部，眼轴缩短，引起远视和散光；原发于眶尖部肿瘤，压迫视神经早期即有视力减退，有时误诊为球后视神经炎或原发性视神经萎缩，由于眼球突出并不明显，视力完全丧失才来就诊者也有之。晚期可由于肿瘤压迫视神经引起视力下降、视神经萎缩、眼球运动障碍，眼底后极部隆起、脉络膜皱褶、视网膜

笔记

水肿、放射状纹理或黄斑变性，甚至视力丧失。一般来说，肿瘤发展缓慢，但一些罕见病例中也会出现临床症状和体征的急性发作。晚期可出现眼球运动障碍、复视。海绵状血管瘤呈慢性扩张性增长，不浸润眼外肌，早期不影响眼球运动神经及眼外肌功能，晚期因肿瘤机械性阻碍，眼球向肿瘤方向转动受限，约40%的病例有此体征。眼底检查有一定意义。原发于眶尖的肿瘤，早期引起视神经萎缩，肌锥内前部肿瘤压迫视神经，发生视盘水肿，约占32%。接触于眼球的肿瘤，眼底镜可发现眼底压迫征，如后极部隆起、脉络膜皱褶、视网膜水肿、放射状纹理或黄斑变性，这些征象是由于直接压迫或影响局部血循环引起的。

对于肌锥内海绵状血管瘤摘除，外侧开眶术一直被认为是经典的手术入路。外侧开眶术，破坏眶壁结构，手术创伤大、手术时间长，术后恢复慢，并且术后在眶外侧留有1.5～4.0cm的瘢痕，严重影响容貌。结膜入路的切口在球结膜和穹隆结膜，眶隔、眶骨不被破坏，保留其完整结构，具有组织创伤小，并发症少，术后无明显的瘢痕形成，美容效果好等优点。1875年就有学者提出了经结膜入路前路开眶术，但由于当时手术技巧的落后及尚无法开展影像学诊断定位，该术式并没有得到广泛应用。随着影像学技术的发展，现在海绵状血管瘤的术前正常判断率接近100%。同时，手术技巧也不断提高，经结膜切口入路逐渐成为肌锥内海绵状血管瘤摘除的重要术式。

在解剖学上，眼眶位于头前端，为锥形四面，容积27.4～29.3ml，眶口仅1/3面积被眼球占据，眼球与眶缘之间存在较大空隙。肌锥内以大量的脂肪组织为主，柔软、可压缩性大，眼外肌也有较大的弹性，能够提供一定的空间。小手指体积为5～6ml，可伸入眶腔内而不损伤眼球和眼外肌。在组织学上海绵状血管瘤主要由大小不等、形状不同盛满血液的扩张的海绵状血管窦构成。血流动力学上属于低流量的错构瘤畸形。其包膜具有很好的完整性、弹性和比较坚韧的特点，不容易破碎。

本例海绵状血管瘤位于肌锥内，体积较大、占满眶尖，即使外侧开眶也不能到达肿瘤深部。用器械在非直视下进行分离，即使十分的谨慎、小心，也非常危险。本例手术充分利用了眼眶解剖结构、眶内组织和海绵状血管瘤的组织学特点，即眼球与四周眶缘之间有相对较大的空隙，肌锥内以脂肪组织为主，柔软、可压缩性大，可以容纳进入小手指的体积。在盲视下利用小手指的触觉，探查定位肿瘤位置，并且可以感觉到肿瘤与周围组织的关系和粘连情况。肿瘤定位后，利用小手指的感觉，沿肿瘤表面慢慢地进行钝性分离。通过手指可将肿瘤的包膜与周围组织基本或完全分离。分离时即保证了沿肿瘤的表面的钝性分离，同时可以感觉到肿瘤与周围结构的关系，尽力避开视神经，减少视神经的损伤，完成了手术。术后视力良好，容貌完好，患者满意。

➕ 病例点评

眼眶肌锥内海绵状血管瘤的手术摘除难度较大，一直是眼科手术中的难点之一，常需要做外侧眼眶切开，严重影响容貌。累及眶尖、体积较大的血管瘤即使外侧开眶也不能完全暴露肿瘤。用器械在非直视下进行分离，十分危险。本例手术充分利用了眼眶解剖结构、眶内组织和海绵状血管瘤的组织学特点，在盲视下利用小手指的触觉，探清肿瘤位置，并沿肿瘤表慢慢地进行钝性分离，保全了视力，并且容貌完好，效果令人振奋。

经结膜切口入路结合指法分离进行眼眶肌锥内海绵状血管瘤摘

除的优点主要在于损伤小、恢复快，术后容貌满意。并且，在海绵状血管瘤与周围组织粘连严重分离肿瘤困难时，再行外侧眼眶切开也不影响手术效果。

参考文献

1. Giulio B, Diego S, Piergiacomo G, et al. An analysis of 2480 space – occupying lesions of the orbit from 1796 to 2011. Ophthal Plast Reconstructr Surg, 2013, 29 (2)：79 – 86.

2. 刘家琦. 实用眼科学. 北京：人民卫生出版社，2010，497 – 498.

3. 肖利华. 现代眼眶病诊断学. 北京：北京科学技术出版社，2006，161 – 198.

4. Arora V, Prat M C, Kazim M. Acute presentation of cavernous hemangioma of the orbit. Orbit, 2011, 30 (4)：195 – 197.

5. 孙丰源. 眼眶疾病. 天津：天津科技翻译出版公司，2006，436 – 440.

6. 翁文庆，寿武林，魏锐利，等. 结膜入路摘除眼眶海绵状血管瘤. 中国中医眼科杂志，2007，17 (1)：9 – 10.

7. 吴中耀，颜建华，韩姬，等. 209 例眼眶海绵状血管瘤的诊断和手术治疗. 中华眼科杂志，2006，42 (4)：323 – 325.

8. 刘秀明，王曙红，王文奇，等. 经结膜入路微创手术摘除眶内海绵状血管瘤疗效分析. 实用医学杂志，2010，26 (18)：3460.

9. 朱宏磊，韩悦，白玫，等. 眼眶海绵状血管瘤的影像学诊断. 放射学实践，2008，23 (4)：393 – 395.

10. Ansari S A, Mafee M F. Orbital cavernous hemangioma role of imaging. Neuro Imaging Clin N Am, 2005, 15 (1)：137 – 158.

11. 申常新，李光. 结膜入路摘除肌锥内海绵状血管瘤. 医学创新研究，2007，4 (2)：17 – 18.

12. 程金伟，魏锐利，蔡季平，等. 经结膜入路摘除眼眶海绵状血管瘤的疗效观察. 第二军医大学学报，2007，28 (2)：193 – 196.

13. Puca A, Colosimo C, Tirpakova B, et al. Cavernous hemangioma extending to extracranial Intracranial and orbital regions case report. Neumsurg, 2004, 101

笔记

（6）：1057 - 1060.

14. Orhan S, Durak A C, Mavili E, et al. MRI findings of orbital hemangiomas. Tani Girisim Radyd, 2004, 10（1）：26 - 30.

15. Scheuerle A F, Steiner H H, Kolling G, et al. Treatment and longterm outcome of patients with orbital cavernomas. AmJ Ophthalmol, 2004, 138：237 - 244.

16. Schick U, Dott U, Hassler W, et al. Surgical treatment of orbital cavernomas. Surg Neurol, 2003, 60：234 - 244.

17. Henderson J W, Farrow G W, Garrity J A. Clinical Course of an incompletely removed cavernous hemangioma of the orbit. Ophthalmology, 1990, 97（4）：625 - 628.

18. Klock C E, Bilyk J R, Pribitkin E A. Orbital decompression as an alternative management strategy for patients with benign tumors located at the orbital apex. Ophthalmology, 2006, 113（7）：1214 - 1219.

19. 杨亚斌，袁方成，彦袁，等．眼眶海绵状血管瘤开眶手术入路的选择．医学信息，2014, 27（9）：67 - 68.

20. 沈亚，高连娣，程金伟，等．不同手术人路摘除眼眶海绵状血管瘤的效果．上海医学，2013, 36（1）：70 - 71.

21. Krath H, Bulur B, Bilgie S. Transconjunctival approach for retruhullrar inlraconal orbital cavernous hemangiomas. Orbital surgeon's perspective Surg Neurol, 2005, 64：71 - 74.

22. Cheng J W, Wei R L, Cai J P. Transconjunctival orbitotomy for orbital cavernous hemangiomas Can. Ophthalmol, 2008, 43：234 - 238.

23. Schick U, Dott U, Hassler W. Surgical treatment of orbital cavernomas. Surg Neurol, 2003, 60：234 - 344.

24. 肖利华，吴海洋，鲁小中，等．经结膜入路摘除肌锥内海绵状血管瘤．眼科研究，2002, 20（1）：55 - 58.

（张瑞君　钟一凡）

023 眼眶深部肌锥外海绵状血管瘤一例

病历摘要

患者，女性，39岁，2年前无明显诱因发现右眼突出，逐渐加重，伴右眼视力下降，伴眼球运动受限，不伴头痛，不伴头晕、头迷，无恶心，无呕吐，于门诊诊断为右眼眶内肿物，现为求进一步手术治疗入院。

眼科查体：VOD：0.08，矫正视力：0.25，VOS：1.0，双眼第一眼位正，右眼球上、下、内、外转受限，左眼球各方向运动到位，左眼充血（－），角膜表面光滑，KP（－），前房常深，房闪（－），瞳孔圆，直径约3mm，光反应（＋），晶状体透明，玻璃体轻混，小瞳下眼底视乳头色正界清，C/D约0.3，后极部视网膜平伏，未见出血渗出，黄斑中心凹反光（＋），右眼充血（－），角膜表面光滑，KP（－），前房常深，房闪（－），瞳孔圆，直径约3mm，光反应（＋），晶状体透明，玻璃体轻混，小瞳下眼底视乳头色正界清，C/D约0.3，后极部视网膜平伏，未见出血渗出，黄斑中心凹反光（＋），双眼压：右16mmHg，左15mmHg。眼眶CT示：右侧眼眶占位性病变。眼部MR示右侧眼眶占位病变，内直肌受压变形移位。海绵状血管瘤可能大（图23－1）。入院后行结膜入路左眼眶内肿物摘除术。于泪阜处剪开球结膜，做内直肌牵引线，在内直肌与眶内壁间向深处分离，暴露肿瘤并摘除。术后病理回报：海绵状血管瘤。术后 5 天拆线出院，术后 2 周复查，VOD：0.25，矫 0.5，VOS：1.0，右眼各方向运动到位，双眼突出度一致。术后 3 个月复查 VOD：0.25，矫 0.5，VOS：1.0，右眼各方向运动到位，双眼突出度一致（图 23 -2）。

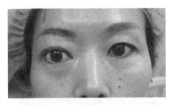
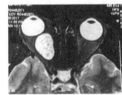
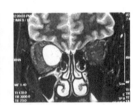
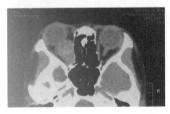
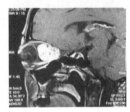

图 23 -1　术前眼外观和 CT、增强 MRI

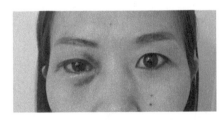
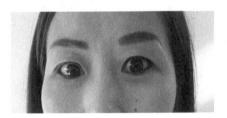

图 23 -2　术后 2 周和 3 个月眼外观

病例分析

　　眼眶海绵状血管瘤多呈类圆形，紫红色，有完整的包膜，是血管窦间纤维结缔组织延续形成的，为肿瘤本身的一部分，不能与肿瘤实质分离。肿瘤借助细小的营养动脉与全身血管沟通，导出静脉也很细，切开肿瘤，断面为许多盛满血液的血管窦。将血液排出，肿瘤体积明显缩小，且见海绵样小窝。光镜下，肿瘤由大的扩张的海绵状血管窦构成，窦壁内衬以扁平而薄的内皮细胞，间质为不等量的纤维组织，常有玻璃样变。有的区域缺乏间质，邻近窦腔的内皮细胞互相贴近。也有的区域间质黏液化或脂肪细胞堆集，甚至在间质内出现平滑肌束，偶见间质内含有淋巴细胞、浆细胞和巨噬细胞等慢性炎性细胞。电镜下可见内皮细胞之外有基底膜及 2 ~ 3 层分化较好的平滑肌细胞。海绵状血管瘤在组织学和血流动力学上属于低流量的错构瘤畸形。其独特的病理学特征决定了其影像学表现，治疗手段以手术为主。

眼眶海绵状血管瘤的影像学表现：B 超有助于对于肿瘤性质的判断，典型图像为肌锥内圆形、类圆形占位性病变，边界清楚、圆滑，内回声多而强且分布均匀，中等度声衰减，轻度可压缩性。CT 对于肿瘤粘连程度及位置的判断，典型图像为圆形或类圆形，边界清楚、均质的肿物，部分可有钙化斑，强化明显，无骨质破坏，高密度占位性病变，多位于肌锥内，也可位于肌锥外。根据眶尖部有无透明三角区，判断肿瘤是否蔓延至颅内，并判断肿瘤与眶尖粘连情况。若未见此三角区，则提示肿瘤粘连严重和起源于眶尖。这对选择手术入路具有重要意义。由于海绵状血管瘤由血窦构成，造影剂注射后充满瘤体，CT 值可明显增强，如此高增强值在其他眼眶肿瘤中很少见。因此，术前做增强 CT 还是十分必要的。MRI 具有多方位、多层面、多参数的成像能力，对软组织的分辨力强，不仅能够显示病变的空间位置，而且可以分辨肿瘤的毗邻关系，并可清楚显示 OCH 的包膜结构而准确判断肿瘤的粘连程度，因此定位诊断更加准确。同时在显示肿瘤与视神经的关系方面优于 CT。如果 MRI 检查显示包膜不完整，与视神经分界不清或呈分叶状则考虑肿瘤粘连程度重。海绵状血管瘤在 MRI 表现为 T1WI 呈等信号或低信号，T2WI 呈高信号，信号均匀，增强扫描渐进性强化，此特点是诊断该病比较特异的征象。T1WI 为中等偏低信号，在 T2WI 为明显高信号，并随回波时间延长，肿瘤信号强度增高。海绵状血管瘤由许多大小不等的血窦构成，血流缓慢、迂曲。动态增强扫描可明确显示"渐进性强化征象"，可为临床提供重要依据。

鉴别诊断：海绵状血管瘤具有一般良性肿瘤共有的临床特征。需要鉴别的几种常见肿瘤包括神经鞘瘤、脑膜瘤、泪腺良性多形性腺瘤、血管外皮瘤、毛细血管瘤和静脉血管瘤、球后视神经炎或原发性视神经萎缩等。

1. 神经鞘瘤：多位于肌锥外，有时有压痛。与海绵状血管瘤有众多相似之处，结合多种影像学检查有助于二者鉴别。神经鞘瘤在 CT 和 MRI 上多呈长椭圆形或沿眼眶长轴生长，也可呈哑铃形或分叶状，部分肿瘤含有液化腔为其重要特点。标准化 A 超检查瘤内反射较低，排列较疏松。B 超显示内回声较低，不丰富，部分患者可见片状无回声区。彩色多谱勒超声多可见肿瘤内动脉血流信号。MRI 扫描 T1WI 呈中等信号，T2WI 多可呈中高信号或混杂信号，明显强化。瘤内出现 T1WI 低信号、T2WI 高信号且不能强化的区域，为液化腔的征象。

2. 脑膜瘤：多有视力减退，视盘水肿、继发萎缩和视神经睫状血管。B 超探查肿瘤内回声少而衰减著，不可压缩；CT 示视神经管状梭形增粗或圆锥形肿物；MRI 可发现肿瘤起自视神经鞘，可管内或颅内蔓延。

3. 泪腺多形性腺瘤：发生于泪腺窝，肿瘤向前生长可在眶外上方触及质硬肿物。B 超探查内回声中等，肿瘤压迫眼球使之明显变形；CT 发现泪腺区骨吸收，海绵状血管瘤几乎不发生于泪腺窝内。

4. 孤立的神经纤维瘤：临床表现也类同于海绵状血管瘤，但 B 型超声图内回声少，不可压缩；CT 显示边缘不光滑。

目前，对于眼眶海绵状血管瘤的检查手段以 CT 和 MRI 最为重要。有研究表明在对海绵状血管瘤的肿瘤性质判断上 CT 和 MRI 是一致的，但在判断海绵状血管瘤与视神经的准确关系和方位方面，MRI 优于 CT。在手术切口部位的选择上，MRI 更有指导意义。但 MRI 也仍有不足，在肿瘤占满眶尖时，有时也难以分清肿瘤与视神经、眼外肌的准确位置关系，需要多种检查的综合考虑和丰富的临床经验。

病例点评

眼眶海绵状血管瘤手术前，对于肿瘤位置的准确判断十分重要，它决定了手术切口部位的选择及开始阶段的手术方案。眼科医师独立阅读影像学资料及细心、全面思考问题的能力尤为重要。本例由于肿瘤较大，占满眶尖，致使在 CT 和 MRI 上都没能很好地显示内直肌与肿瘤的位置关系。此时，仔细观察 CT 影像会发现眶内壁在眶尖部位向鼻窦方向钝性弯曲，符合肿瘤膨胀性生长，钝性压迫所致的改变，有肿瘤位于肌锥外，即内直肌于眶内壁之间的可能。如果肿瘤位于内直肌于眶内壁之间，剪断内直肌从肌锥内操作，无法取出，甚至会造成内直肌严重的损伤。本例从结膜开口后，从内直肌与眶内壁间向深处分离，直接入眶发现肿瘤，证实肿瘤位于肌锥外，并将之顺利摘除，术后效果满意，充分体现了术前阅片的重要性。

参考文献

1. 杨亚斌，方成彦，杨忠昆，等. 眼眶海绵状血管瘤开眶手术入路的选择. 医学信息，2014，27（9）：67-68.

2. Inaka Y, Otani N, Nishida S, et al. A case of primary intraosseous cavemous hemangioma extending from the orbital rim to the sphenoid wing: a case report. No shinkei Geka, 2014, 42 (11): 1051-1056.

3. 肖利华. 现代眼眶病诊断学. 北京：北京科学技术出版社，2006，161 – 198.

4. Rootman D B, Heran M K, Rootman J, et al. Cavemous venous malfor mations of the orbit（so – called cavemous haemangioma）：a comprehensive evaluation of their clinical, imaging and histologic nature. Br J Ophthalmol, 2014, 98（7）：880 – 888.

5. 程金伟，魏锐利. 眼眶海绵状血管瘤的手术入路选择. 中华眼视光学与视觉科学杂志，2012，14（5）：264 – 266.

6. 卜战云，郑嵩山，柳晓辉，等. 眼眶海绵状血管瘤诊断和治疗的临床分析. 中华实验眼科杂志，2015，33（9）：829 – 833.

7. Surej Kumar L K, Vinod M K, Menon P V. Lateral orbital approach：Gateway to intraorbital lesions. Natl J Maxillofac Surg, 2014, 5（2）：217 – 220.

8. 李佳，程茗，郑奇君，等. 经结膜入路眼眶海绵状血管瘤切除术的研究. 国际眼科杂志，2015，15（7）：1123 – 1127.

9. 雷小林. 眼眶海绵状血管瘤的 MRI、CT、超声评价. 医学信息，2016，29（13）：254 – 255.

10. Cheng J W, Wei R L, Cai J P. Transconjunctival orbitotomy for orbital cavernous hemangiomas. Can J Ophthalmol, 2008, 43（2）：234 – 238.

11. Schick U, Dott U, Hassler W. Surgical treatment of orbital cavernomas. Surg Neurol, 2003, 60（3）：234 – 344.

12. 程金伟，魏锐利，蔡季平，等. 经结膜入路摘除眼眶海绵状血管瘤的疗效观察. 第二军医大学学报，2007，28（2）：193 – 196.

13. 刘家琦. 实用眼科学. 北京：人民卫生出版社，2010，497 – 498.

14. 肖利华. 标准化 A/B 超诊断眼眶血管性肿瘤. 中华超声影像学杂志，2003，2（3）：155 – 157.

15. 孙丰源. 眼眶疾病. 天津：天津科技翻译出版公司，2006，436 – 440.

16. 肖利华，吴海洋，鲁小中，等. 经结膜入路摘除肌锥内海绵状血管瘤. 眼科研究，2002，20（1）：55 – 58.

（张瑞君　钟一凡）

024 眼球严重扩张病例的义眼台植入一例

病历摘要

患者，男性，年龄 24 岁。左眼外伤、失明 17 年。为改善外观来诊。

眼科检查： 左眼：无光感，角膜白斑，角巩膜扩张、葡萄肿，眼内结构不清。VEP 未见分化波形。术前行 A、B 超和眼眶 CT 检查。诊断：左眼陈旧性外伤，角膜白斑，角巩膜葡萄肿。行左眼内容剜除联合羟基磷灰石义眼台植入术。全身麻醉后，于角膜缘处剪开结膜，结膜及筋膜下分离至眼球赤道部后方。剪除角膜，去除眼内容，特别是彻底清除色素膜，用妥布霉素、生理盐水冲洗。在相邻的两条直肌之间斜向剪开巩膜壳，剪断视神经，将巩膜壳拉开，显露肌锥，肌锥内压迫止血。将义眼台（hydroxyapatite，HA）（北京意华健公司生产，直径 22mm）植入肌锥内，将自体巩膜呈双层帽状遮盖于义眼台前，缝合巩膜。用 6 - 0 可吸收缝线缝合眼球筋膜和球结膜。球结膜下及球周注射妥布霉素、地塞米松后涂眼膏，

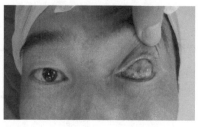
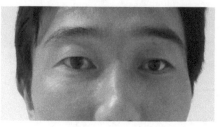

图 24 - 1 术前和术后 6 个月外观

放入配套的临时义眼片加压包扎。术后3周安装定制的义眼片，眼型饱满，球体活动良好，水平方向活动30°~45°，双眼基本对称。所有患者术后获随访6个月，效果满意（图24-1）。

病例分析

眼内容物剜除术或眼球摘除术后，为了弥补眶内容不足引起的凹陷畸形，需要在眶内放置植入物。义眼台植入手术的成功，是术后眼部美容的重要保证，也是活动性义眼片成功安装的前提。义眼台材料经历了复杂的临床尝试过程。如早期的玻璃球、硅胶球等人工材料或肋软骨、真皮脂肪瓣等材料。硅胶球等人工材料，价格便宜，但眶内植入后脱出率高，反应大。用自体生物材料，患者要承受取材时的创伤和痛苦，同时存在植入物后期部分吸收，影响效果。

Perry于1991年首先将HA义眼台应用于临床。目前，HA义眼台作为眶内填充物已被很多眼科医师采用。其无毒性，无致敏性，微孔结构有利于纤维新生血管向内生长，一般在6个月左右，就可与周围组织形成一体化。尽管现在其他材料制成的眶内植入物如合成多孔聚乙烯（synthetic porous polyethylene，Medpor）义眼台、生物陶瓷（aluminum oxide）义眼台已应用于临床，但HA义眼台仍是目前手术效果较好、术后并发症较少的一种比较理想的人工材料。其是人体骨质的主要无机成分，在体液中稳定，其内联多孔结构酷似人体骨松质，这种成分与结构的组合，使该物质有其独特的优点：①允许受体肉芽组织长入孔隙，即在植入物内部形成体液循环，改善了HA前面结膜及结膜下组织的血液供应，从而减少破损和感染机会。②加强了植入物与受体组织接触的牢固性，植入体内被高度接纳后，与周围组织发生整合。③经X线衍射、红外光谱、扫描电镜及植入机体后的组织学检查，证实该材料植入眼窝后，不引起炎症和免疫排斥反应。关于HA义眼台植入方法及并发症的文献已较多。植入方法有很多种，但总体上分原位巩膜壳包裹和肌锥内植入，两种方法各有优缺点。原位巩膜壳包裹的优点是不破坏眶内正常生理结构，一般情况下，术后义眼外观较饱满，远期活动度好；但是，在眼球严重扩张病例中，巩膜壳菲薄，难以保证不发生义眼台暴露。为解决这一问题，我们采用了肌锥内植入的方式。自体巩膜双层帽状遮盖，增强了巩膜的厚度和强度，可以有效地防止义眼台暴露，同时不破坏眼外肌，术后反应小。同时，利用眼外肌的弹性，有助于植入较大的义眼台，有利于术后的效果。术前通过CT、A超等检查，了解双侧眼眶的对比情况及健眼的直径，对于选择合适直径的义眼台十分重要。

病例点评

随着生活质量的提高，因各种原因无法保留完整眼球的患者，对眼窝成形的要求越来越高。目前，羟基磷灰石义眼台已广泛应用于眼部整形和眼窝成形术中。义眼台植入的方法很多，手术方法和技巧的不同，会导致术后不同并发症的发生。以往最常发生、处理起来也较为棘手的术后并发症是义眼台外露。在眼球严重扩张病例中，由于巩膜壳较薄，更易发生义眼台外露本例采用自体巩膜双层帽状遮盖的方法植入义眼台，较为安全。同时，术前通过CT、A超等检查，选择了合适直径的义眼台，获得了较好的临床效果。

参考文献

1. 向建南，王国华，张海江，等．眶内植入羟基磷灰石义眼座的术式．国际眼科杂志，2010；10（4）：718－720.

2. 徐乃江．在推广羟基磷灰石活动眼座植入术的同时要严格掌握手术适应证．中华眼科杂志，2004，40（12）：793－794.

3. 林伟，樊映川，罗又蓉．羟基磷灰石义眼台植入后暴露原因分析及处理．眼外伤职业眼病杂志（附眼科手术），2010，6：453－455.

笔记

4. 杨志英，刘晓燕，邱永发，等．异体巩膜贴敷修补羟基磷灰石义眼台暴露．眼外伤职业眼病杂志（附眼科手术），2009，9：718－719.

5. 代应辉，尚平，周琦，等．羟基磷灰石义眼座植入术后暴露原因分析及处理措施．蚌埠医学院学报，2010，3：229－230.

6. 张瑞君，赵宁，孙一洲，等．羟基磷灰石义眼台植入在眼球严重萎缩应用中的术式探讨．中国美容整形外科杂志，2011，22（7）：431－432.

7. 范先群．眼整形外科学．北京：北京科学技术出版社，2009，428－480.

8. Jordan D R，Gilberg S，Bawazeer A. Coraline hydroxyapatite orbital implant（bio－eye）：experience with 158 patients. Ophthal Plast Reconstr Surg，2004，20（1）：69－74.

9. Jordan D R，Klapper S R，Gilberg S M. The use of vicryl mesh in 200 porous orbital implants. A technique with few exposures. Ophthal Plast Reconstr Surg，2003，29（1）：53－61.

10. Jordan D R，Gilberg S M，Mawn L A. The bioceramic orbital implants：experience with 107 implants. Ophthal Plast Reconstr Surg. 2003，29（1）：128－135.

11. Perry A C. Advances in enucleation. Ophthai Clin North Am，1991，4（2）：173－182.

12. 张虹，李贵刚，王军明，等．羟基磷灰石义眼台纤维血管化的实验研究．眼外伤职业眼病杂志，2004，26（3）：150－153.

13. 徐乃江，朱惠敏，杨丽．眼整形美容手术．上海：上海科学技术出版社，2007，259－269.

14. 范先群．眼眶整复手术存在的问题与对策．中华眼科杂志，2007，43（11）：1057－1059.

15. 李洪阳，杨庆才，闫启昌，等．两种不同材料义眼台植入的临床对比及手术技巧探讨．国际眼科杂志，2010，10（3）：558－560.

16. 秦智勇，陆章敏，梁志坚．国产羟基磷灰石义眼台Ⅰ期植入手术技巧探讨．国际眼科杂志，2011，11（5）：922－923.

17. 吴荣欣．国产羟基磷灰石眼座眶内植入的临床探讨．眼外伤职业眼病杂志（附眼科手术），2002，24（6）：697－698.

（张瑞君　景作乾）

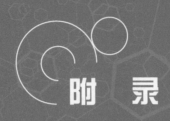

附 录

中国医科大学附属第一医院简介

中国医科大学附属第一医院（以下简称中国医大一院）是一所大型综合性三级甲等医院，也是一所具有光荣革命传统的医院。

医院的前身可以追溯到同时创建于1908年10月的福建长汀福音医院（原亚盛顿医馆）和沈阳南满洲铁道株式会社奉天医院。医院早期成长与中国共产党领导的革命进程紧密相连。1948年沈阳解放，医院接收了原国立沈阳医学院（前身为南满洲铁道株式会社奉天医院）。

1995年年初，医院首创"以患者为中心"的服务理念，提出了一系列的创新与发展举措，成果引起国内外医疗界的瞩目，得到了中央领导肯定和同行的赞誉。医院的改革经验被推向了全国，对我国的医疗改革和医院管理产生了划时代的深远影响。

如今的中国医大一院以人才实力和技术优势，发展成为国内外知名的区域性疑难急重症诊治中心。作为辽宁省疑难急重症诊治中心，同时也是国家卫生健康委员会指定的东北唯一的国家级应急医疗救援中心和初级创伤救治中心，医院在抗击非典、抗击手足口病、防治流感、抗震救灾等重大突发事件中做出了突出贡献，受到国家和世界卫生组织的肯定和表彰。

2014 年年初，新一届领导班子进一步明确了医院的功能定位：以创建国家级区域医疗中心为目标，以改革为动力，围绕发展高新技术，推动学科发展，加强医院信息化建设，使门诊流程更为规范，改善病人就医体验，积极践行公立大医院的社会责任。

医院现建筑面积33.5 万平方米，编制床位 2249 张，现有职工 4350 人，其中有中国工程院院士 1 人，教育部长江学者特聘教授 3 人，教授、副教授级专家 545 人，中华医学会专科分会主委（含名誉、前任、候任）9 人，副主任委员 5 人。国家重点学科 4 个，国家重点培育学科 1 个，卫健委国家临床重点专科建设项目 22 个，荣获国家科技进步奖 9 项。医院全年门急诊量约 342 万人次，出院 15 万人次，手术服务量 7 万例，平均住院日 8.19 天。

2018 年发布的复旦版《2017 年度中国医院排行榜》中，医院综合排名全国第 12 名，连续 9 年位居东北地区第 1 名。

近年来，医院荣获全国文明单位、全国精神文明建设先进单位、全国卫生系统先进集体、全国文明示范医院、全国百佳医院、全国百姓放心示范医院、全国医院文化建设先进集体、全国医院有突出贡献先进集体等荣誉称号。

1941 年，毛泽东在延安为中国医大 14 期学员题词："救死扶伤，实行革命的人道主义"。它成为一代又一代中国医大一院人为之不懈奋斗的座右铭。传承百年，心系百姓，今天的中国医大一院正承载着辉煌的历史，沿着既定的航向，为建设国内一流医院的目标而努力奋斗！

中国医科大学附属第一医院眼科简介

中国医科大学附属第一医院眼科始建于二十世纪二十年代，迄今已有百年历史。解放后，在校、院两级党委的正确领导下，眼科取得了显著成绩。二十世纪五十年代初，在国内率先开展了角膜移植术，1959 年 6 月夏德昭教授在《中华眼科杂志》出版的《十年来我国角膜移植成就》为建国 10 周年献礼，并成为我国角膜移植史上的里程碑；此外，科室在国内最早开展眼内异物正、侧、轴位照相定位。二十世纪六十年代，眼科在国内首先提出了视网膜前囊虫病的诊断和治疗方法，并在国内开创泪小管断裂修复术。二十世纪七十年代我们恢复了眼科病理室。二十世纪八十年代，科室引进 Topcon 眼底照相机，建立眼底照相室，并开展眼底荧光血管造影检查；建立了眼电生理室，开展眼 ERG、EOG、VEP 检查。1983 年 4 月，创刊《实用眼科杂志》。二十世纪九十年代至二十一世纪，科室在国内最早开展小切口超声乳化白内障吸出联合折叠人工晶体植入术；率先开展了旋转式角膜刀 LASIK 手术和玻璃体切割手术，此外进行了眼底血管疾病的激光治疗。

2015 年以来，科室在医、教、研各方面取得了飞跃的发展，尤其在复杂性白内障、免疫病相关性眼病和高血压眼底病变等基础研究、临床诊疗和流行病学方面取得了卓越的成绩。我院眼科在 2015—2017 年复旦版《中国医院最佳专科声誉排行榜》东北地区排名及《中国医院科技影响力排行榜（眼科学 100 强）》中，连续 3 年蝉联辽宁省第一位；2018 年度《中国医院科技量值研究》中，我院眼科位居辽宁省第一位。

　　作为首批国务院学位办批准的硕士学位授权学科点、东北地区率先获批的博士学位授权学科点、辽宁省高校重点学科、辽宁省重点专科的中国医科大学附属第一院眼科，已成为人才梯队健全、临床与科研力量雄厚的东北地区眼病诊疗和防盲中心。